CONTRIBUTION A L'ÉTUDE

DE

L'HÉMOPHILIE

PAR

Louis GRENAUDIER

DOCTEUR EN MÉDECINE DE LA FACULTÉ DE PARIS

ANCIEN INTERNE DES HOPITAUX DE NANTES

MEMBRE DE LA SOCIÉTÉ ANATOMO-PATHOLOGIQUE DE LA LOIRE-INFÉRIEURE

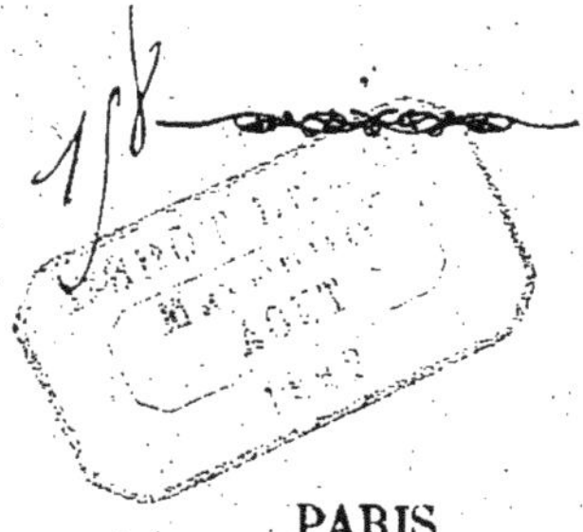

PARIS

ALPHONSE DERENNE

52, Boulevard Saint-Michel, 52

1882

CONTRIBUTION A L'ÉTUDE

DE

L'HÉMOPHILIE

PAR

Louis GRENAUDIER

DOCTEUR EN MÉDECINE DE LA FACULTÉ DE PARIS

ANCIEN INTERNE DES HOPITAUX DE NANTES

MEMBRE DE LA SOCIÉTÉ ANATOMO-PATHOLOGIQUE DE LA LOIRE-INFÉRIEURE

PARIS

ALPHONSE DERENNE

52, Boulevard Saint-Michel, 52

1882

A LA MÉMOIRE DE MA MÈRE

A MON PÈRE

A MES PARENTS

A MES AMIS

CONTRIBUTION A L'ÉTUDE

DE

L'HÉMOPHILIE

INTRODUCTION

L'hémophilie est une affection peu fréquente. Les observations en sont rares, en France, et c'est à peine si les derniers travaux sur ce sujet en comptent chacun quelques
unes inédites.

Nous avons eu la bonne fortune d'observer dans le
service de M. le docteur Legroux, à l'hôpital Laënnec, un
malade hémophilique dont l'histoire pathologique nous a
paru intéressante à plus d'un point de vue. C'est ce qui
nous a engagé à choisir ce sujet de dissertation inaugurale.

Qu'il nous soit permis, avant d'aller plus loin. de remer-
cier M. Legroux des conseils qu'il nous a donnés et de
l'amabilité avec laquelle il a mis son malade à notre disposition.

Nous remercions aussi de M. de Brun, interne des hôpitaux, des renseignements qu'il a bien voulu nous fournir.

L'hémophilie est une affection d'étude relativement ré-
cente. Je n'ignore pas qu'au xie siècle, Albucasis parle
d'individus chez lesquels de légères blessures ont pu, par
la quantité de sang qu'elles ont fourni, déterminer la mort;

mais il y a loin entre cette simple remarque et une description de la maladie. Il faut aller jusqu'à la fin du siècle dernier et au commencement du nôtre pour trouver des observations complètes. C'est en Allemagne, en Angleterre, en Suisse et aux États-Unis que ces faits ont été recueillis, principalement par Otto (1803) Rusch, Boardley, Hay, Hasse, Schœnlein.

C'est alors (1837) que parut le travail de Lebert. Ici, ce ne sont plus des faits isolés. Dans son mémoire publié dans les Archives de médecine, Lebert, après avoir groupé huit observations, recherche les causes, étudie le diagnostic et le traitement de la maladie qui nous occupe.

Signalons, en passant, les bonnes observations de Dubois (de Neufchâtel) et celle en 1841, de Tardieu.

En 1855 paraît le travail de Grandidier en Allemagne (Leipzig), celui que Schnepf publie en France à la même époque n'en est qu'une sorte de résumé. Dès lors, la maladie est nettement délimitée ; les travaux ultérieurs n'ajoutent que peu de chose à sa description ; ils apportent de rares faits en plus, accompagnés de nombreuses hypothèses.

Ces hypothèses, il faut le reconnaître, sont jusqu'à un certain point justifiées lorsqu'on cherche dans l'anatomie ou la physiologie pathologique l'explication des symptômes.

C'est que l'hémophilie qui est caractérisée par la production d'hémorrhagies graves soit spontanées, soit provoquées par la cause la plus insignifiante, diffère essentiellement des autres processus morbides qui, eux aussi, se traduisent par des pertes de sang.

Dans les fièvres graves, dans la variole, la fièvre typhoïde, l'ictère grave etc ; dans le scorbut et la maladie de Werlhof ;

dans la leucocythémie, on se trouve en face d'altérations constantes du liquide sanguin avec ou sans altération des capillaires. Les hémorrhagies en sont la conséquence, elles ne nous étonnent pas.

Mais dans l'hémophilie, rien de semblable. Quand on relit les observations les plus détaillées on ne trouve aucune lésion constante soit du sang soit des vaisseaux. Quelques rares autopsies ont permis de constater de la minceur des parois altérielles ou leur dégénérescence graisseuse; dans d'autres cas, le sang a paru décoloré; mais d'une part, cela est exceptionel, et de l'autre, le second fait n'est que la conséquence d'hémorrhagies successives, le premier n'ayant lui-même d'autre valeur que celle d'une pure coïncidence. L'hémophilie a donc droit à une place à part dans le cadre nosologique. Quelle que soit l'explication qu'on en donne, qu'on en fasse le résultat d'une altération sanguine ou vasculaire, ou bien que, considérant ses hémorrhagies comme une sorte de trouble trophique, on admet quelle est la conséquence d'une perturbation du système nerveux, il n'en est pas moins vrai qu'elle se distingue des affections hémorrhagipares par ce grand fait : qu'elle est le plus souvent congénitale et héréditaire.

Nous nous servirons en général dans notre description du terme d'*hémophilie*. Peut-être rend-il avec peu de précision l'idée qu'il doit exprimer, mais il a été consacré par l'usage ; c'est à ce titre que nous le conservons. Nous emploierons aussi les termes de *Bleeder* (Otto) et ceux de *Bluter* (Nasse, Virchow) qui ont été donnés aux familles offrant cette disposition hémorrgagique.

ETIOLOGIE

Hérédité. — L'hémophilie est une affection héréditaire
par excellence. Un certain nombre de familles ont le triste
privilège d'être sous l'influence de ce singulier état morbide
qui se transmet longtemps sans s'éteindre. C'est ainsi que
l'on a pu compter dans certaines familles jusqu'à quatre et
cinq générations d'hémophiliques. Les traditions pathologiques d'une maison sont rarement d'une aussi longue
durée et d'une aussi grande précision.

Un enfant né de parents hémophiliques n'est pas nécessairement un *bluter*, mais il pourra engendrer des hémophiliques comme s'il l'était lui-même. Les filles qui échap-
pent souvent à l'affection peuvent, alors qu'elles sont ma-
riées à des hommes sains, la transmettre à leurs enfants.
La transmission se fait surtout par les femmes, mais cependant les observations de transmission par le père ne sont
pas rares.

En moyenne une bonne moitié des enfants de *bluters*
sont hémophiliques, c'est ce que prouvent du moins les
recherches de Grandidier. Cet auteur est arrivé au résultat
statistique suivant : 54 familles chez lesquelles la diathèse
existait manifestement, ont eu 320 enfants dont 171 hémophiliques.

La maladie toutefois n'est pas nécessairement héréditaire.
Si l'on s'en rapporte aux recherches de Wachsmutz, de

Grandidier, de Viéli, on peut voir qu'il existe un certain nombre de familles où l'on chercherait vainement une influence héréditaire de près ou de loin. En 1855 on possédait déjà des renseignements sur 85 familles atteintes d'hémophilie ; et bien ! sur ce nombre 41 (c'est-à-dire près de la moitié) en était frappées pour la première fois, sans qu'il fût possible d'admettre chez elles une influence héréditaire.

Dans ce cas, trouve-t-on dans les accidents, un état pathologique spécial ayant de près ou de loin un rapport avec l'hémophilie, et qui puisse nous indiquer que le père ou la mère sont en puissance de production d'hémophiliques ? Pour résoudre la question examinons, avec Schnepf, l'histoire des 41 familles où l'affection a été congénitale sans être héréditaire, et nous verrons que chez 15 d'entre elles les parents et les grands parents n'ont été atteints d'aucune espèce de maladie constitutionnelle ; chez les 26 autres, le père ou la mère, ou tous les deux avaient été plus ou moins malades ; le plus souvent les mères avaient eu des affections chroniques, des désordres du côté de l'utérus, etc. ; on a d'ailleurs noté chez le père et la mère, souvent des diathèses scrofuleuses, rhumatismales, syphilitiques, goutteuses, ou des lésions organiques du cœur. La diversité de ces affections, leur fréquence en dehors de l'état constitutionnel qui nous occupe, nous indiquent assez le peu d'importance qu'elles peuvent avoir sur sa production. Nous sommes disposé à ne voir là qu'une pure coïncidence, à moins d'admettre que, *dans des conditions indéterminées et inconnues* une déchéance organique quelconque peut prédisposer à la procréation d'enfants hémophiliques. C'est remplacer un problème par un autre.

Il semble toutefois qu'au-dessus de toutes ces causes on peut placer les ébranlements psychiques du système nerveux. L'observation d'André est très intéressante à ce point de vue :

OBSERVATION I (résumée)

(Rapportée par Fritz, Archives de médecine 1863).

Père et mère non hémophiliques et n'ayant aucune consanguinéité avec des hémophiliques, ont deux enfants non hémophiliques. A une troisième grossesse, la mère a une vive émotion ; le troisième enfant est hémophilique ; il meurt d'hémorrhagies spontanées au bout de deux mois. Puis naissent plus tard deux enfants qui meurent à la même époque de la même affection.

Cette observation est une des plus nettes ; je l'ai choisie au milieu d'autres analogues.

Ainsi donc quand la maladie n'est pas héréditaire, elle est au moins congénitale. L'est-elle toujours ? Ne peut-elle pas être acquise ? Sur les 452 *bluters* dont Grandidier avait étudié l'histoire, 19 seulement pouvaient être considérés comme des cas isolés ou sporadiques. Ni les parents éloignés, ni les pères et mères, ni les frères et sœurs de ces 19 individus ne présentaient de symptômes d'hémophilie ; mais les renseignements assez précis manquent pour qu'on ose les considérer comme des cas d'hémophilie acquise, quoique, ainsi que le fait très justement remarquer Schnepf, « il ne répugne pas d'admettre que des individus puissent aujourd'hui comme autrefois et de tout temps, développer en eux cette diathèse en dehors de toute influence de famille. »

Fritz cite bien quelques cas qui pourraient à la rigueur passer comme exemples d'hémophilie spontanée non congénitale. Il rapporte l'observation de Cheilius d'Heidelberg dans laquelle une mère à peine échappée à une tentative de viol à la suite de laquelle elle avait eu une lipothymie, donne le sein à son enfant âgé de neuf mois, du sexe masculin et très fort. A partir de ce moment, l'enfant pâlit, devient hémophilique et meurt d'hémorrhagie.

Haller cite le fait d'une nourrice qui donna à têter après une violente colère et dont le nourrisson eut des hémorrhagies par toutes les voies naturelles.

Ces faits malheureusement sont peu probants. En raison de l'âge peu avancé des enfants, on peut toujours admettre qu'ils étaient congénitalement hémophiliques et que l'affection n'avait pas trouvé d'occasion de se manifester.

Peut-on considérer l'observation suivante comme un cas d'hémophilie spontanée survenue à l'âge de 23 ans ?

Observation II (inédite)

Epistaxis. Tumeur maligne des fosses nasales. Hémorrhagies. Opération. Les hémorrhagies capillaires se reproduisent avec une facilité extrême, et causent la mort.

(Communiquée par M. Defontaine, interne des hôpitaux).

Br..., Alphonse, 31 ans, cultivateur, entré le 5 février 1881 à l'hôpital Saint-Louis, salle Sainte-Marthe, n° 25, service de M. Péan.

A son entrée, le malade raconte les faits suivants :

Il y a huit ans, à l'âge de 23 ans, à la suite d'une chute, il

aurait été pris (sans que le traumatisme ait porté sur le nez) d'épistaxis. L'écoulement de sang ne fut pas très abondant. Pas de prédisposition antérieure aux hémorrhagies.

Quatre mois après, épistaxis survenant sans cause apparente.

Depuis six ans, il est gêné pour respirer par le nez et a complètement perdu l'odorat. Dès cette époque il avait une tumeur appréciable dans la gorge.

Dans ces dernières années, il était pris à chaque instant d'épistaxis. Tous les matins, il se réveillait la bouche pleine de sang. Il lui
suffisait de baisser la tête pour déterminer une hémorrhagie nasale
souvent inquiétante. Il a eu plusieurs fois des syncopes à la suite de
ces hémorrhagies.

Douleurs de tête continues avec exacerbations tous les matins.

L'examen fait facilement reconnaître l'existence d'une tumeur
nasale volumineuse, visible par la narine droite, déviant le nez à
droite, oblitérant complètement les voies lacrymales, repoussant et
abaissant fortement le voile du palais. Le doigt porté dans la gorge,
peut sentir la tumeur qui remplit complètement l'arrière cavité nasale.

La tumeur fut complètement enlevée par morcellement à l'aide
d'une voie nasale largement ouverte. Très dure, elle fut difficile à
couper et à arracher. Extrêmement vasculaire, saignant abondamment, elle envoyait des prolongements jusque dans les parties les plus
reculées des fosses nasales, vers les cellules de l'ethmoïde et les
sinusdu sphéinoïde. L'ablation fut néanmoins complète.

Les lèvres de l'incision naso-labiale furent réunies par suture, une
éponge étant placée dans l'orifice postérieur des fosses nasales pour
empêcher le sang de s'écouler dans le pharynx.

Trois heures après l'opération, du sang continue à couler dans la
pharynx ; le malade est très pâle, la partie profonde des fosses nasales
est tamponnée avec des éponges ; le sang s'arrête.

Le lendemain le malade va bien ; le surlendemain on enlève le
tamponnement ainsi que les pinces hémostatiques laissées à demeure.

Le quatrième jour après l'opération, on retire les fils d'argent
avec lesquels on avait fait les points de suture. *Le trajet de chacun*

d'eux saigne abondamment ; on a de la peine à arrêter cette série de petites hémorrhagies.

Cinquième jour. — Pas d'hémorrhagie ; le malade mange bien.

Sixième jour. — A cinq heures du matin, hémorrhagie abondante. Tamponnement, une injection sous-cutanée d'ergotine. L'hémorrhagie s'arrête.

Le septième jour. — Hémorrhagie à quatre heures du matin. Nouvelle hémorrhagie à dix heures qui s'arrête un peu, grâce à un tamponnement serré. Mais le malade, très anémié, meurt à onze heures.

Certes, cette observation est loin d'être concluante en faveur de l'hémophilie spontanée. Toutefois la prédisposition hémorrhagipare est manifeste chez le malade ; nous n'en voulons pour preuve que l'hémorrhagie abondante qui s'est produite par le trajet de chacun des points de suture lorsqu'on a enlevé les fils.

Enfin nous trouvons dans l'Union médicale de 1865, le fait suivant rapporté par le Dr Guipon.

OBSERVATION III

Hémorrhagie dentaire chez une femme de 78 ans. Compression
de la carotide.

Une dame de 78 ans se plaignait depuis quelques jours d'un gonflement douloureux de la gencive supérieure gauche, autour de la dernière molaire, dont il ne reste plus que d'anciennes racines cariées, est prise spontanément, vers *six heures* du soir, le 5 octobre, d'un écoulement de sang de cette partie sans aucune provocation. Au lieu de s'arrêter il augmente, et je suis appelé à *dix heures*. Après avoir reconnu l'inutilité de l'eau fraiche vinaigrée, j'applique des tampons de ouate imbibés de perchlorure de fer liquide au 30°, d'abord coupé, puis pur, en les faisant pénétrer dans les interstices de la dent, et en les superposant de manière à étreindre la gencive et l'alvéole sous une épaisse couche hémostatique.

A l'intérieur, une demi-cuillerée à bouche, toutes les demi-heures, de sirop de perchlorure de fer, additionné d'un cinquième de digitale.

Mais tous ces soins sont superflus, l'écoulement du sang persiste et le courage et les forces de la malade baissent notablement. Je me décide, *vers minuit et demi*, à employer la compression digitale de la carotide primitive gauche, au-dessous de sa bifurcation, contre les vertèbres cervicales, en superposant deux doigts, ce que la maigreur de la patiente rendait très facile.

En moins d'une demi-heure, l'hémorrhagie diminua sensiblement et s'arrêta au bout d'une heure. La compression fut néanmoins continuée jusqu'à quatre heures du matin, et le sang ne reparut plus. »

Nous avons rapporté cette observation (quelle qu'incomplète qu'elle soit au point de vue qui nous occupe), en raison de l'absence de cas irréfutable d'hémophilie spontanée. Peut-on voir dans cette hémorrhagie gingivale rebelle une manifestation de la diathèse hémophilique? Nous n'oserions l'affirmer. L'état général de la malade n'est pas mentionné ; la description de la gencive, point de départ de l'hémorrhagie, n'a pas été faite ; enfin les antécédents personnels et héréditaires ne sont même pas signalés.

En somme, les faits qu'on peut apporter en faveur de l'hémophilie spontanée n'ont pas la rigueur qu'on est en droit d'attendre ; et nous sommes presque autorisé jusqu'à présent à admettre que toute hémophilie est héréditaire ou congénitale. Toutefois, il faut prendre note de l'observation de Magnus Huss, dans laquelle l'hérédité paraît avoir manqué ainsi que toute manifestation hémorrhagique jusqu'au moment où l'hémophilie se déclare après un coup violent reçu sur la tête.

Age. — En général, c'est dans la première année que la maladie se manifeste pour la première fois. Elle ne s'est jamais produite après vingt-deux ans. Pour le sexe masculin, le début a été noté d'une manière précise dans **65** cas, dont nous empruntons le relevé à Grandidier, savoir :

> Dans la première année . . . . . **46** fois
> seconde année. . . . . . 5 —
> troisième année . . . . . 2 —
> quatrième année. . . . . 2 —
> cinquième année. . . . . 3 —
> sixième année. . . . . . 2 —
> dixième année. . . . . . 2 —
> onzième année. . . . . . 1 —
> vingt-deuxième année. . . 2 —

Ainsi donc l'hémophilie ne s'est jamais établie après vingt-deux ans. On peut dire d'une façon générale que la maladie s'éteint à mesure que le malade prend de l'âge.

Sexe. — On a cru tout d'abord que l'hémophilie n'était propre qu'au sexe masculin ; c'est là une erreur. D'après le relevé de Lange, cette disposition est sept fois plus fréquente chez l'homme que chez la femme. Cette proportion est acceptée par Virchow et par tous ceux qui ont étudié la question.

Toutefois, dans certaines familles l'affection atteint surtout les filles, et dans l'observation suivante, on peut voir que tous les hommes ont été épargnés alors que toutes les femmes ont été atteintes.

Observation IV (inédite).

(Due à l'obligeance de M. O. Guelliot, interne des hôpitaux).

Le nommée Pert..., Jacqueline, âgée de 54 ans, exerçant la profession de femme de ménage, entre le 13 juin 1877, à l'Hôtel-Dieu, salle Sainte-Monique, dans le service de M. Hérard.

Cette malade présente des antécédents héréditaires intéressants.

Son père, bien portant, est mort à 72 ans. Sa mère, morte, au dire de la malade, d'une attaque d'apoplexie, était sujette à des saignements de nez se répétant fréquemment. A part cela, bonne santé, pas d'autres hémorrhagies. Elle a eu deux frères; l'un est mort à 7 ans; l'autre, d'une bonne santé, s'est marié; il a eu un fils et une fille. Celle-ci seule a souvent des épistaxis. Elle a aussi deux sœurs. Toutes deux ont de nombreux saignements de nez et des palpitations dès leur enfance. Elles sont moins anémiées que la malade. Une de ses sœurs s'est mariée; sa fille et sa petite-fille qui a aujourd'hui 14 ans, ont toutes les deux les mêmes accidents hémophiliques que leur mère, leurs tantes, leur grand'mère, ou leur aïeule.

Le tableau suivant rend bien compte de la succession héréditaire de l'affection dans la famille. Les membres qui en ont été atteints, sont soulignés.

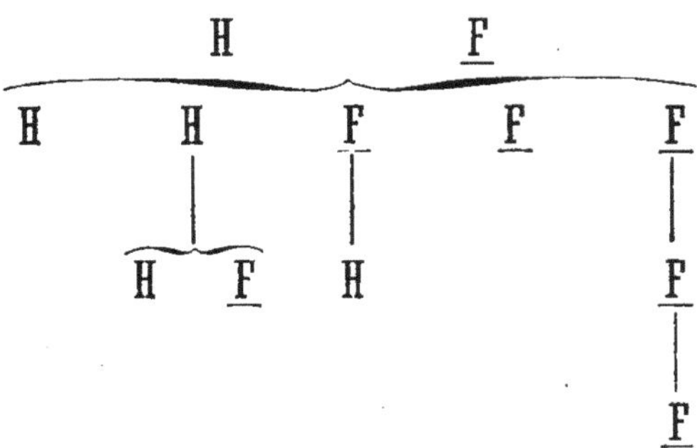

Quant à la malade elle a eu, à l'âge de 21 ans, une fièvre typhoïde au début de laquelle elle aurait eu quelques vomissements de sang.

A 43 ans, fluxion de poitrine du côté gauche, pas d'hémoptysie.

Elle a   commencé dès son enfance à avoir des épistaxis. Ces hémorrhagies, ordinairement peu abondantes, revenaient à intervalles irréguliers et assez éloignés. Quoiqu'elle ait été réglée très tard, à 20 ans, elle n'a jamais remarqué que les saignements du nez aient affecté une marche périodique.

Les règles étaient régulières, duraient deux à trois jours et étaient peu abondantes. Elle a eu un fils, mort à l'âge de 16 ans. Les règles ont disparu à 47 ans sans qu'à cette époque il y ait eu de métrorrhagies.

Depuis trois ans, les épistaxis sont devenues et plus fréquentes et plus abondantes. Elles reviennent surtout à la suite de fatigues, d'émotions. La malade a remarqué qu'elles sont particulièrement fréquentes dans les mois de février et de mars. Elles les arrête ordinairement en tamponnant ses fosses nasales avec de l'amadou, imbibé ou non de perchlorure de fer. Elle a pris aussi du perchlorure à l'intérieur.

L'année dernière, le 19 mai, elle est entrée à l'Hôtel-Dieu (service de M. Hérard, salle Saint-Pierre, n° 30) où elle était venue surtout à cause de la faiblesse résultant d'hémorrhagies répétées. A ce moment, les jambes étaient un peu enflées. Le traitement consista en toniques (fer et quinquina). Elle était beaucoup mieux lorsqu'elle sortit, le 23 août.

Elle est entrée de nouveau à l'Hôtel-Dieu, le 13 juin 1877. Elle se plaignait surtout alors d'une grande faiblesse et d'une toux qui la fatiguait beaucoup. Au moment de son entrée, elle eut une épistaxis qui dura deux jours et fut arrêtée par l'application d'amadou et par le perchlorure de fer à l'intérieur. Elle avait alors de l'œdème des deux membres inférieurs jusqu'à la racine des cuisses, sans ascite. Sous l'influence du repos et de la macération de digitale, l'enflure disparut en quatre ou cinq semaines.

État actuel (juillet). — La malade est très maigre ; sa peau a une couleur blanc-jaunâtre.

Sur la figure, il existe des dilatations vasculaires formant un réseau

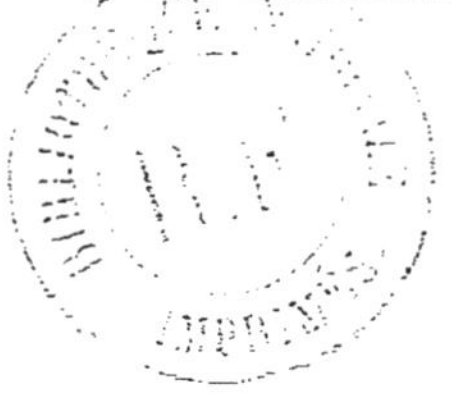

rougeâtre à larges mailles, qui occupe les deux joues et le pavillon de l'oreille. Quelques points rougeâtres sur les lèvres, la langue, les gencives, le pourtour des narines. Il en existe quelques-uns très petits sur la paume des mains, surtout à droite.

Elle a ces taches vasculaires depuis son enfance, mais elles étaient d'abord peu visibles et ont pris de l'accroissement surtout depuis l'âge de 24 ans. Chose remarquable, sa mère, sa sœur, ses nièces ont les mêmes taches rouges sur la figure, mais à des degrés variables suivant leur âge ; chez toutes, en effet, elles commencent à se développer dans l'enfance et s'accroissent peu à peu avec les années. Elles ne se sont montrées, comme du reste les épistaxis, que chez les filles.

D'après la malade, ces taches deviennent plus apparentes à certains moments sans que cette sorte de congestion soit en rapport avec les épistaxis. Elle n'a jamais eu d'hémorrhagies des gencives, de la langue, ni des autres points présentant ces dilatations.

Les jambes sont désenflées, la malade se lève tous les jours, mais elle est trop faible pour pouvoir marcher longtemps.

L'appétit est bon, mais les digestions sont difficiles ; le ventre se ballonne après les repas (pepsine). La malade n'a jamais eu d'hématémèse. Elle est très sujette à la diarrhée, elle n'a jamais remarqué qu'elle ait rendu du sang par l'anus. Pas d'hématuries.

Elle a toujours toussé depuis qu'elle a eu une fluxion de poitrine ; elle remplit deux ou trois crachoirs par jour, les crachats sont séreux, aérés, il n'y a pas eu d'hémoptysie. Elle est facilement essoufflée quand elle marche, et même quelquefois spontanément.

La percussion révèle une exagération de la sonorité en arrière.

A l'auscultation, on trouve en avant de la diminution du murmure respiratoire à gauche, de l'inspiration humée à droite, et quelques râles sibilants des deux côtés. En arrière, diminution de la respiration à droite, râles sous-crépitants disséminés dans toute la hauteur du poumon gauche. La peau est chaude.

Le pouls est assez fort, vibrant, donne 80 pulsations. Son tracé se rapproche de celui de l'insuffisance aortique par la brusquerie de la ligne d'ascension et un crochet du reste peu marqué ; et de celui du rétrécissement par un plateau qui n'apparaît que sur certaines pulsations. Il est régulier. Le dicrotisme est un peu exagéré.

La malade a des palpitations depuis l'âge de 20 ans, mais elles sont plus fortes depuis quelques années, surtout quand elle marche vite, et qu'elle monte les escaliers. Elle n'a eu ni traumatisme, ni chorée, ni scarlatine. Au premier temps, on trouve un souffle assez rude. Ce souffle paraît double ; il semble, en effet, qu'il y ait entre la pointe et la base du cœur une zône où les souffles soient moins distincts. Vu leurs caractères, il est probable que l'un et l'autre sont organiques et indiquent une lésion aortique et une lésion mitrale. Bruit de diable dans les vaisseaux du cou.

La malade n'a jamais eu de syncope, mais elle a assez souvent des étourdissements, des éblouissements. Plusieurs fois elle a eu la sensation de mouches volantes. La vue est du reste bonne, sauf un certain degré de presbytie. Elle a depuis longtemps des bourdonnements d'oreille, aujourd'hui plus marqués du côté gauche, et qu'elle compare au bruit d'un moulin. Ces bourdonnements existent aussi bien quand elle est levée que lorsqu'elle est au lit.

Les saignements de nez sont beaucoup moins abondants depuis son entrée à l'hôpital. Cependant elle a encore tous les jours de petites épistaxis, survenant surtout à la suite de quintes de toux, hier, elle a eu une épistaxis assez abondante pour remplir la moitié d'un crachoir.

Le 2 août. — La malade est transportée au nouvel Hôtel-Dieu, salle Sainte-Marie, nº 16. Elle en sort le 3 septembre. Les épistaxis sont à peu près arrêtées ; c'est à peine si la malade perd de temps en temps quelques gouttes de sang. Tous les signes d'une profonde anémie persistent (teinte jaune cireuse, essoufflement, etc.).

La malade revient à l'Hôtel-Dieu dans le mois de décembre pour les mêmes accidents (perchlorure de fer).

Elle meurt à l'Hôtel-Dieu vers le mois de juin 1878. L'examen nécroscopique n'a pu être fait.

Constitution. — Aucune constitution ne paraît prédisposer à l'hémophilie. Lorsqu'on relit les observations on trouve que certains sujets étaient pâles, anémiques et lymphatiques, tandis que d'autres, en nombre presque aussi considérable, avaient toutes les apparences de la vigueur et étaient d'une santé robuste. Il semble toutefois que le tempérament nerveux soit celui qu'on rencontre le plus souvent.

Climat. — L'hémorrhagie diathésique a été observée dans des contrées plutôt septentrionales que méridionales. D'après Grandidier, les limites entre lesquelles apparaît l'hémorrhagie sont en Europe, du 43° au 60° degré de latitude Nord ; en Amérique, du 30° au 45° degré.

Rare en France, cette affection s'observe dans les pays plus froids : l'Allemagne, la Grande-Bretagne, la Suède, les Etats-Unis d'Amérique. L'Allemagne possède près de la moitié des hémophiliques connus (48 pour 100). La France n'en possède que 8,5 pour 100. A Tenna, (Suisse, Alpes-Rhétiques), situé à une altitude de 5000 pieds, l'hémophilie existe en quelque sorte à l'état endémique. On y compte en moyenne, d'après le Dr Vieli, 15 à 20 habitants hémophiliques.

Races. — La maladie peut-elle atteindre des familles qui n'appartiennent pas à la race blanche ? La question est encore à résoudre.

En tout cas il semble à peu près prouvé qu'elle est plus fréquente chez les Israélites et les Mahométans que chez les peuples de race latine.

Saisons. — Les saisons exercent quelque influence non sur la diathèse elle-même, mais sur ses manifestations ; celles-ci se produisent de préférence au printemps et à l'automne. Chez la malade qui fait le sujet de l'observation IV, les hémorrhagies étaient particulièrement fréquentes dans les mois de février et de mars. Les observations de Vieli, de Mutzenbecher, de Krimer et de Tardieu démontrent l'influence des temps humides et des saisons pluvieuses sur l'apparition des hémorrhagies et des douleurs articulaires. Cependant le D' Martin croit qu'elles sont surtout graves et redoutables pendant les chaleurs de l'été, ou après les orages, ou bien encore après un froid intense.

Hygiène. — La disposition aux hémorrhagies s'observe à la ville et à la campagne, dans les familles riches comme chez les pauvres. Les mauvaises conditions hygiéniques entretiennent cette disposition.

Enfin n'oublions pas l'influence pernicieuse des émotions morales.

SYMPTOMES

Les symptômes peuvent se résumer en trois mots : hémorrhagies, ecchymoses, manifestations articulaires.

Le malade que nous avons eu l'occasion d'observer est un type complet de la maladie. Il a présenté ces trois symptômes. Son observation qui est la suivante, peut tenir lieu de description générale ; nous la devons à M. Dubreuil, externe du service.

OBSERVATION V

Hématome de la fosse iliaque droite chez un hémophilique. Compression
du nerf sciatique (inédite).

Le 17 avril 1882, entrait à l'hôpital Laënnec, salle Grisolle n° 10, dans le service de M. le Dr Legroux, un malade se plaignant d'une douleur sciatique du côté droit.

Cet homme Joseph de Valc,.., âgé de 54 ans, est grand, robuste, bien charpenté, mais il est pâle, est d'une pâleur qui est celle des gens qui ont perdu beaucoup de sang.

La peau est décolorée ; les lèvres sont blêmes ; les gencives, la langue, le palais et les joues sont livides, exsangues.

Il est couché dans le décubitus dorsal, semble gêné pour faire des mouvements ; sa voix est basse ; la faiblesse musculaire est extrême. La respiration est difficile, superficielle et douloureuse.

L'abdomen présente du côté droit une large ecchymose violacée occupant le flanc et la région iliaque, s'étendant assez loin en arrière. La peau, à ce niveau, est indurée.

A la palpation, on trouve au-dessous de l'induration superficielle un empâtement de toute la fosse iliaque descendant au-dessous de l'arcade crurale qui semble le brider, pour s'étaler ensuite à la partie supérieure et interne de la cuisse, et y occupant la région du triangle de Scarpa.

La pression de cette tuméfaction est douloureuse dans toute son étendue, En avant d'elle, on sent, à la partie supérieure de la cuisse, les battements de l'artère fémorale, qui sont très superficiels.

La cuisse du côté droit est demi-fléchie. Les mouvements spontanés sont impossibles; les mouvements provoqués déterminent une vive douleur à la hanche. Le membre inférieur est légèrement tourné en dehors.

La cuisse du côté malade est un peu tuméfiée relativement à celle du côté opposé; les veines superficielles sont manifestement dilatées autour de l'articulation du genou.

La jambe elle-même paraît un peu tuméfiée, quoiqu'il ne soit pas possible d'y constater nettement de l'œdème. Cette apparence se retrouve encore au cou-de-pied du même côté.

A la partie inférieure des deux jambes, léger piqueté ecchymotique pâle et superficiel, sans rapport avec les bulbes pileux.

Au bras gauche, ecchymose de douze à quinze centimètres de long, consécutive à une légère contusion.

Évidemment l'empâtement de la fosse iliaque est le résultat d'un épanchement sanguin. Voici quelle en est l'origine et de quelle façon il s'est produit :

Le 9 avril dernier, jour de Pâques, le malade fait une longue course de Paris à Saint-Ouen et à Asnières et d'Asnières à Paris. Le lendemain, à trois heures de l'après-midi, il est pris tout à coup d'une roideur dans la hanche, le genou et le mollet droits. Il reste assis jusqu'au soir huit heures. Pendant ce temps, la roideur augmente progressivement, de la douleur se manifeste et devient de plus en plus vive; la cuisse se contracture en flexion.

Dès qu'il est couché, il est pris de vomissements incoercibles, réveillés par la moindre ingestion d'eau. Pas de nausées. Les vomissements continuent toute la nuit et les jours suivants, avec fièvre, dégoût profond pour la nourriture et constipation.

La douleur, moindre toutefois, continue avec des élancements partant de la hanche, irradiant dans le genou et le mollet. Pas de douleur dans le bas ventre.

Vertiges en s'asseyant. Ayant voulu se lever pendant qu'on faisait son lit, il a eu une syncope.

La cuisse restait naturellement en demi-flexion ; les mouvements volontaires étaient impossibles. Mais, quand, avec la main, il augmentait encore la flexion, il en éprouvait du soulagement.

Décubitus sur le côté droit.

Tels sont les phénomènes qui ont accompagné la production de la tuméfaction iliaque. Quant à l'ecchymose du bras, elle aurait été produite de la façon suivante :

La semaine avant Pâques ayant été saisi, par un de ses amis au niveau du biceps, il vit moins de vingt-quatre heures après apparaître en ce point une large ecchymose qui s'étendit rapidement jusqu'au poignet, sans le dépasser. En même temps, le membre devint le siège de gonflement et d'engourdissement. Les mouvements y furent très gênés.

Ainsi donc la moindre cause est pour le malade l'origine d'un épanchement sanguin. Nous nous trouvons en présence d'un hémophilique.

Cet homme, très intelligent, répondant bien aux questions qu'on lui pose, nous apprend qu'il est né en 1831.

Son père, mort assez âgé, d'une pneumonie ; sa mère, morte également assez âgée, n'ont présenté aucune tendance à perdre du sang. Ils n'ont pas eu de rhumatismes.

Douze frères ou sœurs également robustes et non hémophiliques.

Dès son enfance, notre malade a souffert de douleurs rhumatismales dans les genoux, mais il n'a jamais eu de rhumatisme articulaire aigu.

Dès sa première enfance également, il a eu constamment des hémorrhagies nasales très abondantes, difficiles à arrêter. Elles arrivaient environ tous les trois mois. Alors, pendant une période de huit jours, les épistaxis se produisaient à chaque instant, surtout quand il se baissait. Il ne pouvait se moucher sans en provoquer. Chacune de ces périodes d'hémorrhagie le réduisait à une faiblesse extrême.

Pendant toute son enfance, il n'a pas eu d'autres maladies ni d'autres hémorrhagies que les épistaxis.

Toutefois, à 12 ans, adénite inguinale suppurée. La suppuration dura trois mois. Jamais d'autres adénites.

Un peu plus tard, au Hâvre, l'ablation d'une molaire détermina une hémorrhagie qui se reproduisit plusieurs fois pendant six semaines bien qu'on eut employé le fer rouge pour l'arrêter.

A 19 ans : Première pneumonie qui dure trois semaines.

A 28 ans : Deuxième pneumonie qui dure vingt-six jours.

A 42 ans : Troisième pneumonie qui dure un mois.

Ces pneumonies, toutes les trois du côté droit, guérirent sans accidents.

Il s'engagea comme volontaire dans la cavalerie à 20 ans. A ce moment, les périodes d'épistaxis se produisaient tous les cinq à six mois. Il n'était pas très affaibli après ces hémorrhagies, n'éprouvait pas de vertiges, mais pendant l'hémorrhagie et après, avait une tendance très prononcée au sommeil.

Fréquentes hémorrhagies gingivales qui duraient 24 heures, mais ne coïncidaient pas avec les épistaxis.

Dès son enfance, les moindres contusions déterminaient des ecchymoses qui duraient fort longtemps, mais qui n'ont jamais suppuré. Une coupure, l'arrachement d'une dent étaient la cause d'hémorrhagies interminables.

Son appétit fut toujours médiocre ; il restait facilement assez longtemps sans manger. Il avait une soif continuelle ; pendant sa jeunesse et sa vie de service il buvait beaucoup de liqueurs alcooliques à jeûn, s'enivrant difficilement ; aussi depuis vingt ans a-t-il des vomissements pituiteux le matin. Peu de tremblement des mains. Cauchemars professionnels depuis son enfance.

En 1855, un coup de canon tiré très près de lui, provoqua une surdité absolue à gauche accompagnée de bourdonnements pendant un mois. Pendant deux ou trois jours, quelques gouttes de sang suintèrent de son oreille ; les ganglions du cou du côté malade se tuméfièrent.

Trois ans après, abcès de l'oreille du même côté avec perforation de la membrane du tympan ; depuis lors, il n'entend plus de l'oreille gauche, laquelle est quelquefois le point de départ d'hémorrhagies à la suite d'épistaxis.

En 1858, à Clermont-Ferrand, étant à cheval, il sent comme un coup de couteau au mollet gauche ; il peut encore se tenir à cheval, mais il s'affaisse en mettant pied à terre. Pendant les quelques heures qui suivent, il se produit une tuméfaction du mollet gauche avec douleur violente. L'ecchymose envahit rapidement tout le membre inférieur qui devint noir, tuméfié, lisse et luisant. Chaque jour, le chirurgien voulait lui fendre le mollet. Mais, peu à peu l'épanchement se résorbe et disparaît. Il reste alité six semaines.

De 1865 à 1870, il réside à l'étranger, dans les pays chauds, à Suez, où il se porte bien.

En 1876, il est à Rio-de-Janeiro. Il soigne les malades atteints de la fièvre jaune, et reste vingt-sept nuits employé à cet ouvrage. Pendant cette période, il absorbe une grande quantité de café et de l'alcool, mangeant peu. Au bout de ce temps, il pisse du sang pur pendant quelque temps. Le sang était mêlé à l'urine qui contenait quelques caillots. Au bout de quinze jours, l'hématurie disparaît pour ne plus revenir.

En mai 1879, il s'aperçoit tout à coup d'un trouble devant les yeux. Il croyait qu'il y avait du brouillard. Ce trouble augmente peu à peu. En quatre jours, le malade perd complètement la vue. Il va voir M. Panas qui diagnostique un début de cataracte. Le lendemain à l'Hôtel-Dieu on l'examine à l'ophthalmoscope et l'on ne trouve rien dans les yeux. Il entre à Lariboisière dans le service de M. Panas où on aurait constaté une atrophie papillaire. Il n'a jamais entendu parler d'hémorrhagie rétinienne. Actuellement il voit mal ; il peut lire et écrire, mais il a de la peine à se conduire dans la rue à cause de sa mauvaise vue et de sa surdité d'une oreille.

Telle est l'histoire pathologique de cet homme, et c'est ainsi qu'il a vécu, s'alcoolisant beaucoup ne se syphilisant pas, jusqu'en 1882.

Lorsqu'il est entré à l'hôpital, il n'avait que 1,149,750 globules. Le 28 avril c'est-à-dire dix jours après, il en avait 1,474,625. A ce moment, il a déjà un peu repris ses couleurs normales. Ses joues, son nez, dont les veines sont normalement variqueuses, reprennent une coloration rouge-vif. Sur le reste du corps, la peau est encore pâle, jaunâtre, sèche ; mais c'est là son habitude. Généralement sa peau est sillonnee d'un réseau veineux très développé qui n'apparaît pas actuellement. Conjonctives, gencives, lèvres assez rouges.

Respiration libre, facile ; forces parfaitement rétablies.

Les douleurs spontanées ont complètement disparu.

Au bras, l'ecchymose persiste encore autour d'une cicatrice qui existe à la face antérieure.

La peau du tronc est pâle, jaunâtre ; le ventre est souple.

L'ecchymose du flanc droit s'est un peu étendue. Elle a gagné la face externe de la cuisse. Elle a considérablement pâli depuis deux jours, et s'étend depuis le rebord des fausses côtes jusqu'au grand trochanter, en se portant un peu en avant.

A la palpation, on trouve une induration bien limitée, qui occupe toute la fosse iliaque droite, formant une tumeur plate, dure, s'étendant sous l'arcade crurale en dehors ; en arrière des vaisseaux qui sont repoussés contre la peau.

La palpation est tout à fait indolente dans la fosse iliaque ; elle est un peu douloureuse au niveau du triangle de Scarpa.

Depuis quelques jours, les mouvements de la cuisse sont beaucoup plus faciles ; le mouvement d'abduction de la cuisse est surtout facile, mais les mouvements d'adduction et de flexion sont encore difficiles et douloureux.

Les mouvements provoqués sont libres et ne déterminent pas de douleurs. La rotation en dedans et en dehors se fait assez bien spontanément.

Hier et avant hier, légères épistaxis.

Constipation habituelle.

Urine, un litre par vingt-quatre heures, sans sucre ni albumine, colorées, légèrement troubles, faiblement hémaphéiques.

Foie volumineux, non douloureux. — 13 centimètres sur la ligne mamelonnaire.

Rate normale.

Dès le jour de son entrée, on l'a mis au régime suivant :

Repos, toniques, astringents, tartrate de fer et de potasse, bains.

L'amélioration, pendant les jours suivants, augmente rapidement.

Le 8 mai. — La tumeur de la fosse iliaque avait notablement diminué, les douleurs de la cuisse avaient disparu, et les mouvements y revenaient graduellement. L'examen de l'urine donnait les résultats suivants :

Ni sucre, ni albumine.

Phosphates	3 gr. 80	par litre
Urée	9 gr. 75	» »
Acide urique	1 gr. 40	» »

Total des sels fixes, 8,60

Le lendemain on ne trouvait que 5 gr. 65 d'urée par litre, ce malade n'urinant guère qu'un litre par jour.

6 juin. — La fosse iliaque droite est souple, non douloureuse, on n'y trouve plus de tumeur. Un peu d'induration dans le triangle de Scarpa, mais pas de douleur dans la hanche. Les mouvements de la cuisse sont libres. Genou droit très tuméfié, douloureux, empêchant la marche. Fluctuation manifeste. État général excellent.

15 juin. — Globules, deux millions. Douleur vive, s'exagérant à la pression au-dessous du rebord des fausses côtes, au niveau de la vésicule biliaire. On trouve à ce niveau, par la palpation, une tumeur arrondie, bosselée, présentant à peu près le volume d'un œuf. Le foie est volumineux, dépasse le rebord des fausses côtes et n'est douloureux qu'en un point assez circonscrit. Constipation, inappétence, purgatif. Le genou droit est toujours gonflé. La douleur y est un peu moindre.

16. — La région douloureuse s'est beaucoup étendue.

La douleur est beaucoup plus vive, réveillée par la pression. Au siège de la douleur, les sixième, septième et huitième côtes droites, sont recouvertes par une tumeur arrondie, bien circonscrite, rénitente, très douloureuse, très chaude, sans changement de couleur à la peau qui est cependant sillonnée dans cette région de veines dilatées. Le bord du foie s'est abaissé environ de deux centimètres depuis hier.

23. — Teinte ecchymotique sur la tuméfaction. Le genou gauche est de nouveau très gonflé.

13 juillet. — Le malade va beaucoup mieux ; il a repris ses couleurs ; le foie est revenu à ses dimensions normales : il ne dépasse pas le rebord des fausses côtes. La flexion de la cuisse droite est toujours difficile. Genou droit toujours empâté et douloureux. Bains sulfureux.

15 juillet. — Les bains sulfureux ont produit une grande amélioration. Le genou droit est moins volumineux mais la flexion forcée y est douloureuse. Le foie a son volume normal, mais dans l'angle formé par la ligne blanche et le rebord des fausses côtes, on trouve une tumeur arrondie du volume d'une orange, indolente, lisse, paraissant fluctuante, sans adhérences à la peau.

Raie méningitique des plus nettes.

Comme on peut le voir dans l'observation précédente, un *bluter* est un homme qui est en imminence morbide d'hémorrhagie. Étudions d'abord les caractères de ce symptôme fondamental ; nous examinerons ensuite les autres manifestations de la maladie.

Hémorrhagies. — Elles peuvent être spontanées ou provoquées. Les hémorrhagies spontanées se font surtout par la surface des muqueuses ; les hémorrhagies provoquées ont plutôt la peau comme point de départ.

Hémorrhagies traumatiques. — Les causes les plus diverses peuvent leur donner naissance ; toutefois, elles n'ont pas toutes la même gravité. Il ne faut pas oublier que les blessures les plus légères, les plus superficielles sont quelquefois plus graves que celles dans lesquelles un vaisseau important est atteint. L'hémorrhagie traumatique peut, avec l'apparence la plus bénigne, devenir grave et même mortelle chez les bluters.

Schnepf, examinant la statistique de Grandidier, trouve surtout comme cause de mort des lésions de peu d'importance.

La mort a été occasionnée :

Par la déchirure du frein de la lèvre supérieure : 4 fois.

Par des plaies légères du cuir chevelu : 11 fois.

Par une blessure du pied sans qu'une artère ait été lésée : 1 fois.

Par la morsure de la langue, en mangeant : 7 fois.

Par la contusion légère d'un doigt : 2 fois.

Par la fente ou la gerçure de la peau ou de la muqueuse des lèvres : 14 fois.

Par la coupure du doigt en se faisant les ongles : 1 fois.

Par des saignements du nez résultant d'une chute : 5 fois.

La mort par hémorrhagie a été causée par les opérations suivantes :

Par section du frein de la langue : 1 fois.

Par la piqûre de sangsues : 4 fois.

Par des plaies de ventouses : 2 fois.

Par des scarifications : 4 fois.

Par la saignée : 6 fois.

Par l'établissement d'un séton : 1 fois.

Par la surface d'un vésicatoire : 2 fois.

Par l'avulsion de dents : 10 fois.

Par la circoncision : 4 fois.

Par l'opération de la fistule anale : 1 fois.

Par la ligature de la carotide : 1 fois.

Par la ligature des radiale et cubitale après la ponction d'un anévrysme : 1 fois.

Par la ligature de la crurale : 1 fois.

Par l'amputation de la cuisse : 1 fois.

Par l'amputation de l'avant-bras : 1 fois.

Schnepf fait bien remarquer que relativement aux cinq derniers cas, l'hémorrhagie mortelle se faisait non par les vaisseaux sur lesquels on opérait, *mais bien par la surface parenchymateuse ou les lèvres de la plaie.* Cela est si vrai que plusieurs fois la saignée a été pratiquée dans le but de combattre les hémorrhagies et qu'elle a été très bien supportée par les hémophiles. Fordyce cite un cas où l'hémorrhagie s'arrêta par l'agrandissement de la plaie. Vieli qui exerçait à Rhaezens, près de Tenna (Alpes-Rhétiques) où l'hémophilie est à l'état endémique, raconte que dans cette contrée on faisait (1846) beaucoup de saignées et que jamais elles n'ont entraîné d'accidents graves pourvu que le bandage soit suffisamment serré.

Assez souvent l'hémorrhagie primitive s'arrête assez facilement ; mais tout danger n'est pas passé. Plus tard, surviendra une hémorrhagie secondaire ; elle sera quelquefois plus terrible.

Ces hémorrhagies secondaires se produisent quand les plaies sont en voie de cicatrisation. La partie qui a été lésée se tuméfie, devient douloureuse ; une vésicule se forme, se crève, et donne lieu à un écoulement de sang qui est en général très abondant.

Hémorrhagies spontanées. — Elles ont pour siège le plus ordinaire les muqueuses, rarement les séreuses et la peau. En comparant la fréquence des différentes espèces d'hémorrhagies spontanées, Grandidier est arrivé au résultat suivant :

Épistaxis : 110 fois.

Saignements de la muqueuse buccale : 32 fois, dont 14 fois par les gencives.

Hémorrhagies intestinales : 32 fois.

Hématémèses : 8 fois.

Hématuries : 11 fois.

Hémoptysies : 14 fois.

Hémorrhagies par les caroncules lacrymales : 3 fois.

Hémorrhagies par la langue : 3 fois.

Hémorrhagies par les oreilles : 1 fois.

Par les organes génitaux de la femme : 8 fois.

Par la pulpe des doigts : 3 fois.

Par le cuir chevelu : 2 fois.

Ces hémorrhagies spontanées sont-elles plus fréquemment mortelles que les hémorrhagies traumatiques ? Cela est difficile à dire. D'après le relevé de Grandidier, la mort est survenue :

Par des épistaxis spontanées : 11 fois.

Par une hémorrhagie de l'oreille : 1 fois.

Par une hémorrhagie de l'occiput : 1 fois.

Par   »   »   de l'épaule : 1 fois.

Par   »   »   du gros orteil : 1 fois.

Par les gencives, après la chute d'une dent de lait :
3 fois.

Hémorrhagie dépendant d'une pleurésie, 3 fois.

Hémorrhagie consécutive à l'influenza, 1 fois. Hémorrhagie consécutive à une entérite, 1 fois.

Hémorrhagie par les oreilles et les yeux, 1 fois.

Hémorrhagies par les parties sexuelles de la femme, 1 fois.

Hématurie 1 fois.

Hémoptysie 4 fois.

Plusieurs auteurs soutiennent que les hémorrhagies spontanées peuvent exister d'une façon exclusive, chez certains *bluters*, chez lesquels une lésion traumatique ne déterminerait pas un écoulement sanguin plus abondant ni plus durable que chez des individus qui ont une constitution normale.

L'observation suivante paraît confirmer cette manière de voir.

OBSERVATION VI (inédite)

(Communiquée par M. de Brun, interne des hôpitaux).

Hémophilie. Epistaxis répétées. Hémoptysies. Pas d'hémorrhagies cutanées
spontanées ou traumatiques. Pas d'ecchymoses.

Le nommé Eud... Louis, âgé de 54 ans, concierge, se présente le 15 juillet 1882 à l'hôpital Saint-Louis, nous priant de lui arrêter un saignement de nez qui dure depuis plusieurs jours.

Nous sommes au 15 juillet, et c'est le 10 que l'hémorrhagie a commencé. Elle a débuté spontanément, sans que rien ait fait prévoir son arrivée. Elle a duré d'abord une demi-heure, pour se reproduire une autre fois dans le courant de la journée.

Le lendemain, 11, hémorrhagie nasale d'une heure.

Le 12. — Trois épistaxis de près d'une heure chacune.

Le 13. — L'hémorrhagie se produit 3 à 4 fois.

Le 14. — Pas d'hémorrhagie dans la journée, mais vers onze heures du soir le saignement de nez reparaît abondant, dure toute la nuit et persiste encore quand le malade vient nous trouver à dix heures du matin.

A ce moment l'écoulement sanguin s'effectue seulement par la narine gauche. J'y introduis deux ou trois boulettes de charpie imbibées d'essence de térébenthine. L'hémorrhagie s'arrête tout d'abord, mais bientôt elle reprend de plus belle par la narine opposée ; en même temps le sang s'écoule avec abondance dans l'arrière cavité des fosses nasales dans le pharynx.

Je pratique le tamponnement.

L'introduction de la sonde de Belloc, l'adaptation du fil au bec de la sonde, et la traction que je suis forcé de faire sur le ressort et par conséquent sur le voile du palais, le contact du bourdonnet de charpie sur le voile et sur la base de la langue, pendant son intromission, toutes ces causes déterminent des efforts de vomissements considérables.

Mais en même temps, il me semble que l'hémorrhagie s'arrête, alors que le tampon n'a pas encore doublé le bord postérieur du voile palatin.

Je le maintiens dans la bouche pendant deux minutes; puis, toute hémorrhagie ayant disparu, je le retire.

Au bout de cinq minutes d'attente le sang n'est pas revenu. Je place, à titre préventif, quelques petits tampons de charpie imbibés d'essence de térébenthine dans chaque fosse nasale, et le malade retourne chez lui, devant nous revenir à la moindre alerte.

Voici, du reste, ce qu'il nous avait appris sur ses antécédents pathologiques et héréditaires.

Sa mère mourut d'hémorrhagie nasale spontanée à 70 ans. Elle avait des épistaxis très fréquentes. La malade croit qu'elle a toujours eu ses règles. Elle était née en Normandie.

Rien de particulier à noter du côté du père.

Tout jeune, le malade saignait fréquemment du nez, mais c'est surtout vers 14 à 15 ans que les hémorrhagies nasales l'inquiétèrent.

A 18 ans, il est forcé de quitter le métier de cuisinier, car toutes les fois qu'il s'approchait un peu trop du feu, il avait une épistaxis qui s'arrêtait quelquefois difficilement.

A l'âge de 40 ans, (1868), sans cause appréciable, il crache du sang en grande abondance pendant deux jours.

Vers 49 ans (1877), bronchite qui le tient quelques jours au lit. Pas d'hémoptysie. Depuis cette époque, le malade tousse un peu.

Il y a deux ans, à 52 ans, quelques hémoptysies légères se produisent. Il paraîtrait que depuis quelque temps le malade aurait eu des attaques d'asthme qui seraient plus fréquentes depuis cette époque.

Quelques mois après, l'asthme disparaît pour faire place à des attaques de goutte dont la première eut pour siège le gros orteil du pied droit.

Depuis, nombreux accès de goutte alternant avec des accès d'asthme.

A part cela, le malade est robuste, et représente assez bien ce que l'on est convenu d'appeler le tempérament sanguin.

Il a bon appétit, ne vomit pas, n'a jamais eu de melœna.

Lorsqu'il se blesse, les hémorrhagies qui en résultent, assez abondantes, s'arrêtent facilement. Il a pu s'en convaincre souvent alors qu'il travaillait dans la charpenterie de marine à Toulon.

Les coups, les traumatismes, ne déterminent pas non plus chez lui d'ecchymoses plus considérables que chez les autres personnes. Nous n'avons pu en effet, sur toute la surface du corps, découvrir aucune trace d'infiltration sanguine.

Cœur normal. — Pas d'athérome, quelques râles sibilants et ronflants dans l'étendue des deux poumons en arrière. Inspiration humée et sonorité exagérée sous la cavité gauche. Bourdonnements d'oreille, surdité intermittente, presbytie assez accusée, quelques vertiges.

Lorsque les hémorrhagies spontanées se font par la peau, elles alternent souvent avec celles des muqueuses ou apparaissent en même temps. Magnus Huss a très bien pu étudier la façon dont elles se produisaient chez une malade qui avait aussi des stomatorrhagies et des hématémèses :
« Les seuls points de la superficie de la peau qui sécré-
« taient le sang, étaient à l'exception du conduit auditif
« externe du côté gauche, ceux où il y a des cheveux ou
« des poils : le crâne, le bord des paupières, l'aisselle gau-
« che, le tour du mamelon gauche et le pubis. Quand on
« examine à la loupe la surface saignante, on ne voit pas
« de trace d'excoriation à la peau, mais on voit bien
« positivement le sang filtrer autour du cheveu ; si l'on
« arrache un cheveu, on ne trouve pas que la racine en
« soit altérée.... Pendant l'hémorrhagie, la peau n'est no-
« tablement tuméfiée ni sur la place qui saigne, ni dans
« ses alentours ; elle est seulement un peu sensible à la
« pression, et la température en est un peu plus élevée.... La
« malade a une sensation de chaleur et de battement à
« l'endroit qui va saigner.... Le plus souvent le sang sor-
« tait des follicules des cils de la même façon que du cuir
« chevelu, avec une telle abondance quelquefois que, lors-
« qu'on ne l'essuyait pas, il s'en formait une couche sur
« l'œil entier. Les cils supérieurs et inférieurs saignaient
« toujours simultanément. Plus rarement, le sang filtrait
« aussi des poils sous l'aisselle gauche. »

Coxe a trouvé sur la pulpe des doigts et des orteils par lesquels se faisant une hémorrhagie incoërcible, de petits trous qui avaient le diamètre de fortes aiguilles.

Toutefois ces constatations sont rares, et plusieurs auteurs, comme Virchow, n'ont pu déterminer la voie par laquelle se fait l'écoulement lorsqu'il se montre sur la peau exempte de lésions, aux épaules, à la nuque, aux oreilles, au bout des doigts.

Les hémorrhagies spontanées surviennent souvent d'une manière subite, sans être annoncées par aucun trouble de l'économie. Grandidier a pu le constater sur plus de vingt famille de *bluters*. Cependant les auteurs ont noté assez souvent des phénomènes de congestion comme précurseurs de ces hémorrhagies, d'autres ont signalé de la céphalalgie, des vertiges, de la dyspnée, des inquiétudes, des désordres du sentiment, de la mélancolie et même de l'agitation maniaque. Wachsmuth, qui a surtout consigné de ces anomalies psychiques, se demande si les *bluters*, qui, dans ces moments d'exacerbation, se portent à un acte coupable, doivent être considérés comme étant responsables. Evidemment cette question mérite un examen scrupuleux; ce n'est qu'en s'aidant des commémoratifs, des antécédents de l'individu et de l'influence de l'hérédité qu'on peut parvenir à la résoudre.

H. Gintrac affirme que l'éclampsie, l'épilepsie, les convulsions ont été souvent remarquées dans les familles qui ont présenté cette diathèse. Il a donné des soins à une malade hémophilique sujette à des attaques d'hystérie, et prétend qu'en général un accès d'hystérie est le symptôme précurseur d'une hémorrhagie.

Je crois que c'est aller loin. Dans la plupart des observations que j'ai pu lire, il n'est pas question d'hystérie. Au moins n'insiste-t-on pas sur les rapports qu'il peut y avoir entre ces deux manifestations pathologiques. Les hémor-

·hagies ne sont pas chose absolument rare dans l'hystérie, rhémorrhagies qui se répètent souvent avec une persistance qui met au défi toute intervention thérapeutique, mis ce n'est pas là de l'hémophilie, ainsi que nous le verrons au diagnostic.

Quoi qu'il en soit, que l'hémorrhagie soit spontanée ou provoquée, c'est surtout par les capillaires qu'elle s'effectue. Elle se fait en nappe ; les auteurs comparent la surface saignante à une éponge imbibée de sang que l'on voit sourdre par des gouttelettes « qui se réunissent ensemble comme la lymphe de la peau excoriée » (Schnepf). C'est par leur durée, par la difficulté qu'elles ont à s'arrêter, que les hémorrhagies de l'hémophilie se distinguent des autres. Leur durée est variable, et la mort survient plus ou moins rapidement suivant l'abondance de la perte du sang et le degré d'épuisement dans lequel se trouvait déjà le malade.

Dans le cas d'Escherich, le saignement d'une petite plaie reçue en duel amena la mort en quarante-quatre heures ; tandis qu'après l'extraction d'une dent Hay-Roberts a vu le saignement durer vingt-deux jours. Uhde parle d'une hématurie qui dura vingt-deux jours.

Il est rare qu'une seule hémorrhagie cause la mort ; le plus souvent c'est par la répétition des pertes de sang que l'hémophilie est grave.

La quantité de sang que certains hémophiliques ont perdu soit spontanément, soit par suite de traumatismes, a été évaluée par quelques auteurs. Grandidier réunit ces données qui n'ont qu'une valeur approximative et même peu comparable. Les quantités sont d'ailleurs très variables depuis 1 litre après la circoncision, jusqu'à 12 litres (?). Un malade de Schœfer a perdu 4 livres de sang en vingt-quatre heures ; un autre, de Krimer, a perdu 4 livres et demie le premier jour, après l'extraction d'une dent ; le malade de Claudi a perdu dans une circonstance semblable de 12 à 15 livres de sang en neuf jours, tandis que celui d'Uhde a rempli en une heure un seau de sang ; il resta comme mort pendant vingt-quatre heures, puis recouvra la vie peu à peu. Il n'y a donc rien de plus variable que la quantité de sang qu'un *bluter* peut perdre soit par une seule hémorrhagie, soit par une série successive de saignements (Schnepf).

Quant à la nature du sang, elle est extrêmement variable, et nous ne savons, à ce sujet, rien de précis. Le plus souvent, au début de l'hémorrhagie, le sang est plus foncé en couleur ; plus tard, il devient rouge, puis vermeil, puis rouge pâle et enfin aqueux. Grandidier a réuni 45 observations dans lesquelles ont été notées la coloration, la consistance et la coagulabilité du sang.

La consistance était simplement diminuée 23 fois ; elle était analogue à celle du sang qui serait mélangé d'eau 3 fois ; semblable à de la lavure de chair 4 fois ; enfin, normale seulement 8 fois.

Il n'a pas coagulé cinq fois ; il a très peu coagulé sept fois ; comme à l'ordinaire sept fois, et plus rapidement qu'à l'ordinaire six fois.

Tout cela n'a pas de valeur, en raison des altérations que font subir au sang les hémorrhagies successives. Nous reprendrons du reste plus tard cette question de l'examen du sang.

Ecchymoses et tumeurs sanguines. — Les ecchymoses sont encore des phénomènes hémorrhagiques ; seulement là le sang ne traverse pas les téguments ; il reste sous-cutané, s'infiltrant entre les mailles du tissu conjonctif. Comme les hémorrhagies, les ecchymoses peuvent être spontanées ou traumatiques ; elles peuvent, elles aussi, se produire sous l'influence d'une vive émotion et dans quelques cas extrêmement rares la volonté de la malade n'a pas été étrangère à leur manifestation. C'est là, croyons-nous, l'explication de certains faits insolites et extraordinaires dans lesquels on a voulu voir une intervention supérieure, et que M. le Dr Imbert-Gourbayre a interprétés, d'une façon si mystique dans son livre sur les stigmatisées.

Les pétéchies sont des taches irrégulières, de grandeur variable, depuis la grosseur d'une tête d'épingle jusqu'à l'étendue de plusieurs centimètres, se présentant d'abord avec une coloration bleu-sombre, puis rouge bleuâtre, puis jaune sale ou verdâtre, en prenant successivement les différentes teintes de toutes les taches ecchymotiques.

Quand elles sont spontanées, elles se montrent en général pendant la nuit, et envahissent d'abord les points les plus éloignés du cœur. Ainsi sur les téguments extérieurs, on les voit de préférence sur les fesses, sur le scrotum et sur les membres inférieurs, souvent autour du genou quand cette articulation est douloureuse. En général, la face n'est pas atteinte. Wachsmuth en a cependant rencontré sur le cuir chevelu.

Ces taches ecchymotiques se rencontrent également sur les viscères. Roy en a trouvé sur le bord antérieur du foie chez un enfant de deux jours ; Dubois (de Neufchâtel) sur le voile du palais et sur la langue ; Schliemann sur la muqueuse de l'estomac ; et Minot rappelle que dans 39 cas d'hémophilie, il a constaté 12 fois des taches ecchymotiques à la fois internes et externes. Le malade que nous avons vu dans le service de M. Legroux avait une petite ecchymose aux lèvres et en présentait de nombreuses à la face inférieure de la langue.

Ces taches précèdent souvent les hémorrhagies spontanées ; elles peuvent se montrer seules, constituer par elles-mêmes toutes les manifestations de l'hémophilie ; elles sont quelquefois l'expression d'une crise heureuse pour les hémorrhagies et les douleurs articulaires qui cessent quand les taches se montrent (Schnepf). Dans le cas de Fournier (de Bordeaux), cette coïncidence est indiquée avec un grand soin.

Quand l'épanchement est plus considérable, le sang s'accumule par place comme dans une poche, et constitue les *tumeurs sanguines*. Celles-ci ont un volume variable, qui, au dire de Grandidier, a pu atteindre celui d'une tête d'enfant.

Quelquefois, au lieu de former une masse bien circonscrite, l'épanchement est plus diffus ; c'est un peu ce qui s'est produit pour notre malade de l'observation V ; c'est aussi ce que Matzenbecher a observé chez un jeune homme d'une famille de *Bluters* lequel succomba à une tumeur sanguine qui occupait tout le tissu cellulaire du thorax.

Ces tumeurs sont en général d'un bleu foncé tirant sur le noir ; le plus souvent un rebord rouge les limite. Ce rebord est le premier à disparaître lorsque la résorption se fait. Leur consistance est variable : molles ou fluctuantes,

quelquefois donnant la sensation d'empâtement lorsqu'elles contiennent du sang diffluent, elles deviennent souvent
d'une dureté considérable quand le sang est pris en caillot.

Il est très-rare qu'elles contiennent du pus. Elles sont
pendant longtemps assez douloureuses à la pression qui,
d'ailleurs, engendre des ecchymoses dans les parties voisi-
nes ce qui les distingue aussitôt des tumeurs sanguines qui
ne sont pas liées à l'hémophilie.

Quand elles sont traumatiques, leur siège est variable ;
mais les tumeurs spontanées se montrent plus souvent au
niveau des fausses côtes, dans la région lombaire, vers la
racine de la cuisse, et autour du genou.

La moindre cause peut leur donner naissance, témoin le
malade qui s'étant heurté légèrement le côté, contre la clef
d'une porte eut une tumeur sanguine considérable, accompagnée de faiblesse du pouls et de lipothymies... une petite
fille ayant appuyé son bras contre la partie inférieure et
externe du bras du malade, il en résulta un gonflement
énorme et une ecchymose qui s'étendirent jusqu'à l'aiselle.

Quand elles sont spontanées, leur apparition serait, paraît-il, annoncée par des phénomènes de congestion sem-
blables à ceux qui précèdent les hémorrhagies. Elles peuvent du reste remplacer celles-ci, et le fait de Fournier (de
Bordeaux) indique d'une manière frappante l'analogie qu'il
y a entre les hémorrhagies et ces tumeurs.

A part les phénomènes prodromiques, elles ne sont accompagnées d'aucune manifestation quand l'épanchement
est peu abondant. Mais quand il est considérable, on peut
voir survenir les signes d'une hémorrhagie interne, et le
malade reste pendant assez longtemps dans une anémie

profonde. En outre, la tumeur sanguine une fois constituée agit pour son propre compte et détermine des phénomènes de compression variables suivant sa localisation, et qui peuvent quelquefois donner le change et faire croire tout d'abord, comme chez le malade de M. Legroux, à une névralgie ou à toute autre affection.

L'épanchement sanguin se fait surtout dans le tissu cellulaire, il est rare qu'il s'effectue dans un parenchyme ou dans une séreuse. Les hémorrhagies cérébrales sont chose tout à fait exceptionnelle dans l'hémophilie, de même que l'apoplexie pulmonaire. On ne peut nier toutefois l'existence d'hémorrhagies spontanées dans les séreuses, puisque Grandidier a relaté l'observation nécroscopique d'un *bluter* chez lequel on trouva du sang accumulé dans le péritoine et dans la tunique vaginale. Il s'en faut, toutefois, que ces faits soient fréquents au point de nous permettre de partager l'opinion de Dubois (de Neufchatel) qui pense que les douleurs articulaires de l'hémophilie sont dues à des hémorrhagies dans l'articulation douloureuse.

Arthropathies. — Les manifestations articulaires sont un des symptômes de la maladie qui nous occupe. Il est rare qu'un des membres au moins d'une famille de *bluters* ne soit atteint de douleurs articulaires, et Grandidier compte cinquante familles chez lesquels l'hémophilie a revêtu cette forme.

Lebert et Fournier (de Bordeaux) pensent que ces arthropathies ne se déclarent que consécutivement aux hémorrhagies. C'est là une erreur. Les travaux de Grandidier et de Wachsmuth prouvent que ces douleurs articulaires peuvent se montrer dès le plus jeune âge et avant toute espèce de perte de sang. C'est ce qui s'est produit chez notre malade de l'observation V qui dès son enfance a souffert de douleurs dans les genoux.

Cependant les manifestations articulaires peuvent ne survenir que plus tard alors que le malade n'en a pas eu dans son enfance, comme dans l'observation VI. Il faut, du reste, au sujet des arthropathies de ce malade, faire quelques réserves ; elles ont une certaine analogie avec celles de la goutte.

Quoi qu'il en soit, d'une façon générale, il n'est pas rare de les voir alterner avec les pertes de sang et les tumeurs sanguines ; elles surviennent alors après quelques phénomènes de congestion du côté de la tête.

Les arthropathies hémophiliques peuvent se présenter à nous sous plusieurs formes que nous grouperons autour de trois types.

1° *Douleurs articulaires*. — Cette forme pourrait être appelée *rhumatismale*. Survenant quelquefois après de la raideur articulaire, elle débute d'autres fois plus brusquement. La douleur est plus ou moins intense, rémittente ou intermittente, s'exaspérant vers le soir et rendant tout mouvement impossible. D'abord erratique, passant facilement d'une articulation à une autre, n'ayant rien de symétrique comme dans le rhumatisme articulaire aigu franc, elle arrive après trois ou quatre jours à se localiser dans une jointure, le plus souvent le genou.

Sur cinquante familles de *bluters*, Grandidier est arrivé au résultat suivant :

Toutes les articulations ont été prises   9   fois

Le genou 15   »

L'articulation de la hanche . . . 5 »
Celle du coude. . . . . 4 »
Celle du pied . . . . 7 »
Celle de l'épaule . . . . 4 »
Celle de la main et des doigts . . 1 »

Quand la douleur se montre dans le cours d'une hémorrhagie, celle-ci va probablement s'arrêter. Quelquefois
elle annonce une hémorrhagie et disparaît quand celle-ci
se produit; ou bien, comme le malade d'Ezdmann, la douleur remplace complètement l'hémorrhagie.

Dans les familles de *bluter* que Vieli a étudiées, les
douleurs lancinantes des articulations duraient en général
neuf jours ; elles se montraient surtout en automne pendant la saison humide ; le froid humide les exaspérait.

2° *Gonflement articulaire.* — La douleur peut disparaître sans laisser de traces, mais ordinairement elle est
suivie d'un gonflement sans changement de couleur à la
peau. Assez souvent ces deux manifestations existent en
même temps sur des articulations diverses. Le gonflement
douloureux va en augmentant pendant environ vingt-quatre
heures ; il est quelquefois accompagné d'un mouvement
fébrile, et, dans quelques cas rares, d'ecchymoses qui
apparaissent autour des articulations. Ces ecchymoses seraient le résultat des tractions, des mouvements et du
palper (Schnepf).

Le gonflement paraît être extérieur à l'articulation, c'est
là du moins ce que l'on a pu reconnaître nettement dans
l'observation citée par Tardieu :

« Le malade se présente avec une douleur très vive et
« un gonflement des deux genoux, mais surtout le gauche.

« Ce gonflement qui est extérieur à l'articulation se re-
« marque surtout en arrière ; le creux poplité est effacé et
« comblé par une tumeur longue, oblongue qui suit le
« trajet des vaisseaux. »

La sensation que donnent ces gonflements est élastique,
un peu rénitente, semblable à celle des tumeurs blanches.
Rarement on perçoit à leur niveau une élévation de température. Fournier (de Bordeaux), dit l'avoir constatée quand
la résolution a commencé, mais il ne dit pas comment et
n'indique pas de combien de degrés était cette élévation.
Schultz et Richard ne sont pas plus précis.

La résolution se produit en général assez rapidement.
D'ordinaire, après sept ou huit jours l'articulation recouvre
la liberté de ses mouvements ; cependant il arrive que lorsque la tension a diminué, le gonflement revêt les apparences de l'hydarthrose. C'est alors surtout que l'articulation donne une sensation élastique et rénitente semblable
à celle des tumeurs blanches ; la capsule articulaire semble atteinte et la fluctuation, ainsi que l'observe M. Fournier,
se dessine là où la synoviale se prête le plus à la disten-
sion. Au genou, c'est au-dessous du tendon du triceps et
sur les côtes de la rotule ; au coude sur les côtés de l'olé-
câne, que la tumeur est la plus apparente. Ces caractères
de l'hydarthrose sont d'autant plus évidents, que l'articulation a été plus souvent le siège de ces gonflements douloureux.

3° *Lésions articulaires.* — Le plus souvent les manifestations précédentes disparaissent sans laisser de traces ;
mais il peut se faire que les malades qui guérissent de la
disposition aux hémorrhagies conservent parfois une lésion

grave de l'articulation. Cette lésion qui ne semble être autre chose que la tumeur blanche affecte en général la hanche et surtout le genou ; elle détermine une irrémédiable claudication. Dans une observation de Saint-Vel, empruntée au service de Demarquay, le frère du malade a vu s'effacer chez lui les autres symptômes de l'hémophilie, et persister ceux d'une affection de la hanche qui l'oblige à boiter. C'est ainsi que, suivant la remarque de Saint-Vel, si les douleurs articulaires constituent souvent, dans le jeune âge le premier signe de la diathèse, des lésions articulaires graves subsistent plus tard, chez quelques malades, comme la manifestation dernière d'un état morbide qui a disparu.

Tels sont les signes de l'hémophilie. Nous avons noté, dans nos observations inédites quelques symptômes sur lesquels les auteurs n'ont pas appelé l'attention et que nous n'avons pas retrouvé dans leurs observations.

Ce sont surtout des troubles sensoriels :

1° Bourdonnements d'oreille (observ. IV et VI). Chez la malade de l'observation IV, les bourdonnements existent depuis longtemps ; ils sont plus marqués actuellement du côté gauche ; la malade les compare au bruit que ferait un moulin. Ils existent aussi bien lorsqu'elle est levée que lorsqu'elle est couchée.

2° Surdité (obs. VI). Le malade a remarqué que depuis quelques années il est dur d'oreille surtout par périodes. Il lui arrive d'entendre très mal pendant huit à dix jours, puis de nouveau l'ouïe devient bonne. Le malade n'a pas constaté de rapport entre cette surdité et des épistaxis ou des manifestations pseudo-goutteuses.

3° Troubles de la vue. Deux de nos malades sont presbytes (obs. IV et VI) un autre (obs. V) a eu en 1879 un trouble oculaire qui a augmenté rapidement en quatre jours au point de lui faire perdre complètement la vue pendant quelque temps. Actuellement il voit mal et a de la peine à se conduire dans la rue. Faut-il voir là des troubles de la circulation oculaire portant sur le muscle ciliaire dans les cas de presbyte et ayant chez le malade de l'obs. V déterminé une hémorrhagie rétinienne ?

4° Vertiges très-fréquents et relatés dans de nombreuses observations.

5° Enfin à côté de ces troubles sensoriels, signalons un état particulier des capillaires de la face, mentionné dans l'observation V, mais que nous trouvons surtout decrit dans l'observation IV. dont nous transcrivons ici la description : Sur la figure, il existe des dilatatations vasculaires formant un réseau rougâtre à larges mailles qui occupe les deux joues et le pavillon de l'oreille. Quelques points rougeâtres sur les lèvres, la langue, les gencives, le pourtour des narines ; il en existe quelques-uns très-petit sur la paume des mains surtout à droite. La malade a ces taches vasculaires depuis son enfance, mais elles étaient d'abord peu visibles, et ont pris de l'accroissement surtout depuis l'âge 24 ans. Chose remarquable, sa mère, sa sœur, ses nièces ont les mêmes taches rouges sur la figure mais à des degrés variables selon leur âge.

Chez toutes, en effet, elles commencent à se développer dans l'enfance et s'accroissent peu à peu avec les années. Ces taches deviennent plus apparentes à certains moments sans que cette congestion soit en rapport avec les épistaxis.

La malade n'a jamais eu d'hémorrhagie par les points qui présentent ces dilatations.

Nous ne voulons certes pas tirer de conclusion absolue des derniers symptômes que nous venons de décrire. Ce n'est pas avec quelques observations qu'on peut se permettre de généraliser. Qu'il nous suffise de les avoir signalées. Les observations ultérieures montreront si ces symptômes appartiennent bien à l'hémophilie ou bien s'il ne faut voir en eux que de simples coïncidences pathologiques.

FORMES CLINIQUES

Les diverses manifestations de la maladie s'associent-elles de façon à nous la présenter sous des aspects variables ? Pouvons-nous décrire plusieurs formes de l'affection ? Je ne le crois pas.

Je sais bien que certains malades n'ont pas de manifestations articulaires, tandis que d'autres en ont relativement beaucoup. Je sais aussi que certains *bluters* ont des hémorrhagies spontanées (surtout des épistaxis) très abondantes, alors que les plaies ne déterminent chez eux qu'une perte de sang relativement peu considérable ; mais je crois qu'il n'y a pas là de quoi justifier une classification.

Admettre des formes articulaires et des formes hémorrhagiques ; décrire une hémophilie partielle pour les malades qui n'ont que des épistaxis, et une hémophilie totale pour ceux qui ont des hémorrhagies de sources multiples, serait évidemment aller trop loin.

Sachons toutefois qu'il est des dégrés dans l'hémophilie, ce qui nous explique probablement comment tels malades résistent aux mêmes accidents qui, comme la chute du cordon, en ont si souvent emporté tant d'autres.

Ainsi que nous l'avons vu, l'hémophilie est héréditaire ou congénitale ; elle se manifeste souvent dans les premiers jours de la naissance par des hémorrhagies mortelles. Grandidier comptait déjà parmi les familles où règne l'hémophilie 88 victimes par suite de la chûte du cordon ombilical. L'hémorrhagie ne se fait pas par les vaisseaux ombilicaux, mais presque constamment le sang sort sur les bords du cordon ou par les tubercules ou les granulations qui entourent la cicatrice ombilicale. Elle s'est montrée, d'après le docteur Minot, *sur 46 cas, 41 fois le huitième jour après la naissance.*

Quand l'enfant échappe aux conséquences de la chute du cordon, chaque acte de sa vie peut devenir, par suite de la funeste prédisposition aux hémorrhagies, une cause de mort. On devra redouter la vaccination, l'éruption des dents, et surtout leur avulsion. Wachsmann a signalé un cas de mort par suite de la rupture de l'hymen.

Les hémorrhagies sont graves non-seulement par leur abondance, mais encore par leur répétition qui, lorsque le malade ne succombe pas dans une syncope, épuise la constitution et entraîne toutes les conséquences de l'anémie et de la cachexie.

Quelquefois les pertes de sang sont précédées et annoncées par un sentiment de plethore auquel succède, après l'écoulement, un soulagement marqué ; l'affaiblissement n'est pas toujours en rapport avec la quantité de sang perdu par le malade. Il semble même que les hémophiliques résistent plus facilement que les autres à d'abondantes hémorrhagies et qu'ils s'en relèvent plus vite.

La suppuration dans leurs épanchements sanguins est chose tout à fait exceptionnelle.

Le retour des pertes de sang n'a rien de fixe ; elles affectent un type plus ou moins régulier, reviennent tous les jours, toutes les semaines, tous les mois ; ordinairement elles sont irrégulières dans leurs répétitions, dont les intervalles, de plus en plus longs, annoncent dans certains cas que la diathèse tend à disparaître.

Quelquefois alors les lésions articulaires se prononcent davantage pour survivre aux autres symptômes qui s'effacent.

Fritz affirme que des contractures et des accès d'asthme peuvent survenir lorsque les hémorrhagies ont disparu.

La terminaison par guérison de l'hémophilie a lieu généralement entre trente et quarante ans ; elle peut arriver plus tôt, et aussi ne se présenter jamais.

Grandidier cite des exemples de guérison chez des hémophiles qui ont vécu jusqu'à 70 ans, Il rapporte d'autres exemples d'individus qui sont mort d'hémorrhagie à 45 et 50 ans. C'est donc à tort que Lebert dit qu'on n'a pas d'hémorrhagies constitutionnelles après 40 ans. En résumé, dit Saint-Vel, l'hémophilie est un grave péril pour la première enfance. une menace incessante pour la vie pendant l'adolescence et la jeunesse, et elle ne laisse à ceux

qu'elle atteint qu'un nombre très limité de chances de dépasser la moyenne de l'existence.

Voyons comment cette affection se comporte en face de
certains actes physiologiques : la menstruation, l'accouchement, la ménopause ; et de certaines manifestations pathologiques, qui, chez les individus ordinaires, déterminent
souvent des hémorrhagies.

La menstruation est en général précoce. Saint-Vel prétend que des accidents graves se montrent quelquefois lors
de son établissement. C'est là une affirmation qui aurait
besoin d'un certain développement. Quels sont ces accidents ? Probablement des hémorrhagies utérines ou autres ?
C'est ce qui semble résulter du travail de Borner (de l'hémophilie au point de vue gynécologique (Wien. méd.
1878).

Evidemment c'est à cette affirmation que conduit le raisonnement, malheureusement les faits ne nous paraissent
pas répondre à cette façon de voir, et si on laisse de côté
toute idée préconçue pour ne s'adresser qu'à la statistique
et aux observations, on trouve que la menstruation est
le plus souvent abondante, de longue durée, régulière,
qu'elle s'établit facilement sans déranger en rien la marche
qu'avaient déjà les hémorrhagies si elles s'étaient déjà
manifestées ; sans les provoquer ou les faire disparaître.
Les observations abondent. Je prends dans celles des travaux les plus récents.

Emma B,, 19 ans. La menstruation s'est établie à 14
ans. Les règles sont abondantes. Elles durent 6 à 8 jours
(thèse Lapeyre).

Célestine B., 20 ans (strumeuse), réglée à 15 ans,

règles peu abondantes; un peu de leucorrhée (th. Lapeyre).

Mme X., 30 ans, réglée à 13 ans ; règles abondantes, ne prirent jamais les proportions d'une hémorrhagie (th. Lapeyre).

N. Frédérique, 32 ans, réglée à 15 ans. Les règles paraissent chaque mois, sans douleur ; elles sont abondantes durée 8 à 12 jours (th. Resal).

Amélina B..., 22 ans, réglée à 12 ans, règles abondantes surtout les premières : Durée 5 à 6 jours. Les menstrues n'ont eu aucune influence sur les hémorrhagies.

Tous les matins cette femme à son réveil expectore un peu de sang, sans qu'on retrouve dans l'auscultation pulmonaire, l'explication de ce phénomène.

Un jour elle se blesse légèrement avec un petit poignard. La vue du sang la fait tomber en syncope ; quand elle revient à elle, elle est prise d'une hémorrhagie considérable par les poumons, le nez, le vagin, le conduit auditif externe, la glande lacrymale.

Cette femme devient enceinte. Au bout de deux mois de grossesse, à la suite d'une colère vive, hémorrhagie nouvelle par les poumons, le nez, le conduit auditif externe, la glande lacrymale : pas d'influence sur la grossesse qui continue son cours.

Au sepième mois, sans cause connue, pertes peu abondantes.

Au huitième mois et demi, à la suite d'une émotion causée par une fâcheuse nouvelle, troisième hémorrhagie (hémoptysie, épistaxis, hémorrhagie par les paupières et l'oreille) ; la grossesse continue son cours et se termine régulièrement.

Pas d'hémorrhagie après la délivrance, suites de couches longues ; légère péritonite terminée par résolution (Th. Resal, résumé).

Maria K..., servante, 23 ans. Réglée à 15 ans, durée des règles quatre à six jours ; les deux premiers jours l'écoulement est assez abondant.

Vers l'âge de 19 ans : hémoptysies. Plus tard, à la suite d'une vive émotion, hémorrhagies par le cuir chevelu, les paupières, les auréoles (Th. Resal).

Enfin, la malade dont l'observation nous a été communiquée par M. O. Guelliot, fut réglée à 20 ans. Les règles étaient régulières, duraient deux à trois jours, pas très abondantes.

Ces observations nous permettent de croire que la menstruation s'effectue sans danger chez les hémophiliques.

L'accouchement, d'après Borner, s'accompagne parfois d'hémorrhagie, et pendant toute la période des couches, la femme serait exposée à des pertes sanguines qui mettent ses jours en péril soit par leur abondance, soit par leurs fréquentes répétitions. Toutefois l'hémophilie ne prédisposerait pas à l'accouchement prématuré.

Cette opinion de Borner, avant tout examen des faits, nous paraît peu conforme à la possibilité des choses, et nous nous expliquons mal comment une femme exposée pendant sa grossesse à des hémorrhagies utérines abondantes, à des « *métrorrhagies profuses* », n'est pas prédisposée par cela même aux avortements.

Toutefois, si nous laissons le raisonnement de côté (ce qu'on doit le plus souvent commencer par faire, en médecine) pour n'examiner que les faits, nous trouverons que les hémophiliques, quoique prédisposées aux avortements, arrivent le plus souvent à terme.

Elles ont des hémorrhagies utérines, soit au moment de l'accouchement, soit pendant la grossesse, mais ces hémorrhagies sont en général peu abondantes, à un tel point que dans la statistique de Grandidier, rapportée par Schnepf, on ne trouve que deux cas de mort par hémorrhagie s'effectuant par les organes génitaux de la femme ; encore n'est-il pas mentionné que ce fut pendant la grossesse !

Du reste, nous avons pu consulter de nombreuses observations dans lesquelles la parturition n'a entraîné aucun accident. Il est très rare que de graves hémorrhagies soient signalées soit pendant la grossesse, soit pendant la délivrance, soit pendant les avortements qui ont pu se produire.

Et cependant les grossesses sont fréquentes chez les hémophiliques, car les familles de *Bluter* sont plus fécondes du double que les autres.

Quant à la *ménopause*, Borner affirme qu'elle peut être prolongée par des métrorrhagies souvent assez abondantes pour entraîner la mort.

Cette opinion est passible des mêmes objections que précédemment. Nous ferons remarquer en outre que le plus souvent au moment de l'époque critique l'hémophilie est une affection en quelque sorte usée et à laquelle il ne reste que bien peu d'énergie.

Il est intéressant de savoir comment se comportent certaines affections hemorrhagipares chez les hémophiliques.

Eh bien ! des observations que nous nous avons consultées il semble résulter qu'elles ne sont pas plus graves que chez les autres.

La tuberculose, la pneumonie, le catharre pulmonaire n'entraînent pas des hémoptysies graves ;

La fièvre typhoïde ne détermine pas d'épistaxis ou d'hémorrhagies intestinales plus que de coutume.

La variole n'est pas une variole hémorrhagique.

Emma B. 17 ans, a une fièvre continue suivie d'une longue convalescence ; il n'est pas question d'hémorrhagie dans le cours de cette affection. (Th. Lapeyre).

Pert. Jacqueline 54 ans, femme de ménage. A l'âge de 20 ans : fièvre typhoïde au début de laquelle elle aurait eu quelques vomissements de sang. Pas d'épistaxis. Pas de mélœna. A 43 ans, fluxion de poitrine du côté gauche ; pas d'hémoptysies, actuellement, bronchite et emphysème pulmonaire, affection cardiaque assez avancée. Pas d'hémoptysies. (O. Guelliot).

Un jeune homme de 17 ans, habitant Paris depuis un an, très hémophilique, a des hémorrhagies nasales extrémement rebelles. 15 jours après leur suppression, alors qu'il semblait avoir gagné un peu de force et d'embonpoint, il est pris de céphalalgie, de lassitude générale, de frissons alternant avec de la chaleur, prodrômes d'une fièvre typhoïde grave, pendant le cours de laquelle il ne s'est plus montré d'épistaxis ; toutefois la disposition aux hémorrhagies était évidente ; nous avons vu le sang suinter par les plaies des vésicatoires. La guérison s'est fait attendre longtemps, mais elle a été franche.

(Obs. de Schnepf).

Enfin le malade de M. Legroux a trois pneumonies droites, une à 19 ans, l'autre à 30 ans, la troisième à 40 ans ; pas d'hémoptysie.

En 1876, à Rio de Janeiro, il reste vingt-sept nuits à soigner les malades atteints de fièvre jaune, pendant lesquelles il mange peu, mais boit de grandes quantités de café et d'alcool et au bout de ce temps de fatigue physique d'insomnie et de surexcitation cardiaque, il a une hématurie de peu de durée !

Lénard, Pierre 33 ans, très hémophilique, a eu la variole à 30 ans. Pas d'hémorrhagie.

(Observation de Tardieu).

Ainsi donc l'hémophilie ne paraît pas déterminer de très graves hémorrhagies pendant la grossesse ou l'accouchement ; elle ne senble pas prédisposer les malades atteints de fièvres graves aux formes dites hémorrhagiques.

DIAGNOSTIC

Après avoir lu attentivement la description de l'hémophilie, il semble que cette affection ne puisse être confondue avec aucune autre. Toutefois si nous nous reportons à l'observation de Tardieu *(arch. de méd.* 1841) nous voyons que son malade qui est entré 32 fois à l'hôpital a été l'objet de diagnostics multiples. Sa maladie a été prise : pour un rhumatisme 7 fois ; pour une arthrite, hydarthrose, inflammation, phlegmasie ou engorgement du genou 5 fois ; pour une hémorrhagie simple 2 fois ; pour une contusion avec ecchymoses 3 fois ; pour une affection scorbutique ou un purpura trois fois ; pour une hémorrhagie constitutionnelle 3 fois.

C'est par les antécédents, l'hérédité, l'âge du malade, la fréquence des hémorrhagies et la difficulté de les arrêter qu'on peut établir le diagnostic.

Dans le *scorbut,* comme dans l'hémophilie, il y a des tâches, des ecchymoses, des douleurs ; mais l'étiologie est différente. Le scorbut affecte en général les adultes placés dans de mauvaises conditions hygiéniques, tandis que l'hémophilie atteint l'enfance et reconnaît comme cause principale l'hérédité. Le scorbut présente une lésion caractéristique : le gonflement livide des gencives qui précède toute hémorrhagie. Celle-ci, qu'elle soit spontanée ou traumatique, ne se caractérise ni par sa ténacité, ni

par sa tendance aux répétitions. La stupeur, la tendance
aux ulcérations et à la gangrène, les épanchements dans
les cavités séreuses appartiennent au scorbut. Les douleurs
siègent principalement dans les muscles ; dans certains
cas, il est vrai, on observe un gonflement œdémateux des
articulations, mais on ne retrouve là ni la fluctuation, ni
les tâches ecchymotiques qui se rencontrent quelquefois
dans l'hémophilie.

La maladie de Werlhof dont beaucoup d'auteurs font
une affection spéciale n'est qu'une des formes du scorbut.
« Le scorbut, dit M. le professeur Lasègue, représente
« non une complication accessoire, mais une formule pro-
« topathique. Dans sa définition entrent toutes les expres-
« sions symptomatiques sur lesquelles Werlhof a eu le mé-
« rite d'appeler l'attention. » Cette appréciation est basée
sur des faits extrêment nombreux recueillis avec soin, soit
pendant l'épidémie scorbutique du siège de Paris, soit plus
tard, en 1877 dans les mois de mars et d'avril qui ont
fourni, paraît-il, à M. Lasègue plus de cas de scorbut spora-
dique à curation rapide qu'il n'en avait vu dans toute sa
vie médicale. Il arrive à cette conclusion : «... On a ainsi
« des termes de comparaisons qui permettent de tracer la
« ligne schématique du scorbut depuis la maladie de
« Werlhof, sous sa forme la plus adoucie jusqu'à l'expres-
« sion la plus avancée... Les faits de Werlhof marquent
« pour ainsi dire la première étape ; les cas du professeur
« Cipriani de Florence serviraient à établir le second degré ;
« l'observation ci-joint, (ob. de MM. Mathieu et Hanot)
« représenterait un type plus accusé et enfin les récits
« nombreux remarquables à tant de titres des épidémies

« scorbutiques présenteraient le summum possible de la
« maladie » (Lasègue, *arch. de méd.* mai 1877).

La *leucocythémie* présente des symptômes analogues à
ceux de l'hémophilie. Mais les altérations manifestes du
sang, les lésions de la rate ou des ganglions lymphatiques,
l'absence d'hérédité, le début à un âge relativement avancé
permettent le diagnostic.

L'*hématidrose* ou sueur de sang si bien étudiée par le
professeur Parrot, ne doit pas être confondue avec la diathèse qui nóus occupe. Elle apparaît presque toujours au
milieu de troubles nerveux de toute sorte, tels que accès
névralgiques, convulsions, attaques d'hystérie, d'épilepsie ;
rarement elle se produit d'une façon indépendante et constitue à elle seule dans ses évolutions un acte morbide. On a
signalé, il est vrai, des troubles nerveux un peu analogues,
comme phénomènes précurseurs des hémorrhagies hémophiliques ; mais il existe d'autres traits de dissemblance.
L'*hématidrose* s'établit indépendamment de toute influence
de famille ; elle s'observe dans le sexe féminin, chez les
femmes pubères, chloro-anémiques. L'écoulement de sang
a lieu sous la forme d'une rosée sur les parties abondamment pourvues de glandes sudoripares, en l'absence de
toute cause de violence, de tout contact ; il n'a aucune
tendance à persister, il dure peu de temps. Les sujets qui
en sont affectés, ne sont pas exposés à des hémorrhagies
rebelles à la suite d'une petite blessure, comme on l'observe chez les hémophiles.

Les gonflements douloureux des articulations ont, dans
le rhumatisme et l'hémophilie quelques caractères com-
muns, tels que l'exacerbation de la douleur sous l'influence

du froid humide, et sa tendance à occuper successivement plusieurs articulations.

Mais les symptômes articulaires de l'hémophilie se distinguent par l'apyrexie, une durée moins longue et une résolution plus facile, par ce qu'elles sont précédées ou accompagnées d'hémorrhagies, et par ce qu'au lieu de présenter de la rougeur et de la chaleur des téguments, les articulations malades offrent quelquefois des sugillations et des ecchymoses.

Les *douleurs articulaires rhumatismales* peuvent s'accompagner *de purpura* mais alois. l'état fébrile permet le diagnostic et éloigne immédiatement l'idée d'hémophilie.

Lorsque l'éruption purpurique rhumatismale n'est plus liée au rhumatisme actuel et en pleine efflorescence, mais lorsque des érythèmes rhumatismaux prennent sous des influences indéterminées le type pétéchial, alors on se trouve en face de la *péliose rhumatismale* qui se distingue des éruptions hémophiliques par courte durée (de trois à six semaines) par la localisation particulière d'abord aux jambes et aux avant-bras ; par le caractère, en général benin ; par l'apparition principale dans des saisons déterminées ; par l'absence d'hémorrhagie concomitante et l'absence d'hérédité.

PRONOSTIC

La question du pronostic a été à peu près traitée avec les symptômes. C'est une maladie grave, et dont la gravité varie suivant plusieurs conditions.

Grandidier résume le pronostic de la manière suivante : La gravité dépend :

1° De l'âge du malade : le danger est d'autant plus grand que le sujet est plus jeune ou que les hémorrhagies sont plus fréquentes ;

2° De la constitution ;

3° Du sexe : les hommes sont plus exposés que les femmes ;

4° De la forme de la maladie ; les ecchymoses et les douleurs articulaires sont moins graves que les hémorrhagies ;

5° Du genre d'hémorrhagie, celles du cordon ombilical et celles du nez sont plus graves que les autres ;

6° De la durée et de l'opiniâtreté des hémorrhagies ;

7° Des complications, des vices organiques ;

8° L'hémophilie héréditaire est plus grave que l'hémophilie congénitale.

ANATOMIE PATHOLOGIQUE

Les autopsies que nous possédons n'ont été faites que sur des sujets qui ont succombé à des pertes de sang, ainsi que le fait très bien remarquer Schnepf. Tous les cadavres ont donc offert ceci de particulier que leur système vasculaire est vide de sang, leurs téguments ont une pâleur mate, semblable à de la cire blanche, présentant seulement des taches ecchymotiques par places ; la rigidité cadavérique est très prononcée.

Minot, sur treize nécropsies, n'a pas trouvé d'altérations constantes. On a parlé d'anomalies dans le système vasculaire depuis le cœur jusque dans les ramifications artérielles ou veineuses, mais les anomalies ne paraissent pas liées immédiatement aux causes de l'hémophilie. Les plus gros, comme les plus petits vaisseaux, n'offrent ordinairement aucune altération de structure. Si l'on remarque dans certains cas la minceur des parois artérielles ou leur dégénérescence graisseuse (Virchow), ce n'a été qu'une cause de complication, puisque les hémorrhagies chez les *bluters* se font toujours par les capillaires.

L'altération des vaisseaux capillaires n'a pas été démontrée anatomiquement. Toutefois, Percy Kidd donne quelques détails histologiques intéressants sur les vaisseaux de la muqueuse buccale d'un sujet qui mourut d'épistaxis et de stomatorrhagie. Ces lésions consistent en la trans-

formation de la paroi musculaire de certaines petites artérioles en un tissu mal défini, légèrement opaque. En
outre, et ceci nous paraît plus important, les artérioles,
les veinules et les capillaires étaient, par places, obl·térées
par des amas cellulaires résultant de proliférations localisées de l'endothélium. Malheureusement cette observation est unique et ne peut avoir que la valeur d'un fait
solé.

La rate n'est pas altérée comme dans la leucocythémie.
L'observation de Laveran que cet auteur nous transmet
comme un cas d'hémophilie, est une belle observation de
leucocythémie.

Quant aux altérations du sang, elles ne nous offrent
absolument rien de constant ; sa couleur, sa consistance,
la facilité de sa coagulation sont absolument variables suivant les individus et surtout suivant les répétitions des
hémorrhagies. Le microscope ne nous a pas fait découvrir
de lésions spéciales, pas plus que l'analyse chimique. Les
globules rouges, les leucocytes et la fibrine sont en proportion normale.

Ainsi donc l'anatomie pathologique peut se résumer en
deux mots : Rien de particulier dans le sang et dans le
système circulatoire. Peut-être trouvera-t-on dans le système nerveux l'explication de la maladie qui nous occupe.

NATURE DE LA MALADIE.

En présence des données négatives de l'anatomie pathologique, il semble qu'on ne peut incriminer ni le sang ni
les vaisseaux.

L'opinion de Wedmeyer qui admet un état paralytique des capillaires résultant d'un développement incomplet ;

Celle de Meynel qui fait intervenir un vice congénital des capillaires lequel les rend incapables de résister à l'afflux sanguin ;

Celle de Blayden qui croit à un amincissement des tuniques artérielles ;

Celle de Lemps (développement incomplet du système capillaire) ;

Celle de Virchow (état fœtal permanent du cœur, compliqué par l'étroitesse des gros vaisseaux faisant varier le calibre relatif des conduits et causant ainsi l'hémorrhagie) ;

Toutes ces théories ont pour point de départ des lésions vasculaires. Toutes, elles ont ce grave défaut d'être en désaccord avec une anatomie pathologique encore incomplète je le veux bien, mais avec laquelle il faut toutefois compter en raison même de ses résultats négatifs.

En face des théories vasculaires il faut placer les hypothèses qui prennent leur point de départ dans les altérations sanguines.

Pour M. Hayem, l'hémophilie serait due à une altération des hématoblastes, cet auteur admettant d'une façon générale que les hématoblastes par leur présence déterminent la coagulation de la fibrine.

Cette théorie tombe en face de ce fait que les hémorrhagies hémophiliques graves sont surtout des hémorrhagies capillaires, alors que l'ouverture des gros troncs veineux est souvent inoffensive.

Or si les altérations des hématoblastes empêchent la coagulation dans un cas, pourquoi ne l'empêchraient-ils pas dans l'autre ? Si une exception devait être faite c'est plutôt en faveur des capillaires qu'en faveur des veines.

En outre l'action des hématoblastes dans la coagulation normale du sang est loin d'être admise ; on sait combien cette question est encore à l'étude et combien de théories sont encore en présence pour l'expliquer.

Action directe des globules blancs. — Coagulation d'une substance albuminoïde du sang par un ferment sécrété par les globules blancs, cette substance albuminoïde elle-même serait simple (fibrinogène de Hammarsten) — ou résulterait : soit du dédoublement d'une substance albuminoïde primitive (plasmine de Denis) en fibrine concrète qui se précipite, et fibrine dissoute (paraglobuline) qui reste dans le sérum ; soit de la combinaison de deux substances albuminoïde : fibrinogène et fibrino-plastique de Schmidt.

Comme on le voit la coagulation normale du sang est loin d'être connue, et la théorie de M. Hayem basée en quelque sorte sur une hypothèse ne peut avoir d'autre valeur que celle d'une supposition.

Restent les théories nerveuses. Lapeyre, se fondant :
1° sur ce que Vulpian en sectionnant l'isthme de l'encéphale très-haut au niveau de l'aqueduc de Sylvius et des tubercules quadrijumeaux détermine une dilatation des vaisseaux abdominaux ;

2° Sur ce que Ollivier, par de nombreuses expériences sur des lapins a établi que des lésions de l'isthme de l'encéphale peuvent produire chez ces animaux des congestions, des ecchymoses, des apoplexies pulmonaires et rénales ;

3° Sur la présence d'hémorrhagies siégeant sous la peau, dans les séreuses, dans l'épaisseur des muquenses produites par certains cas d'apoplexie encéphalique chez l'homme ; Lapeyre, dis-je, considère que l'hémophilie est la conséquence d'un trouble d'innervation.

Nous admettons volontiers cette manière de voir, qui, si elle n'a pas reçu la sanction de l'anatomie pathologique, a pour elle l'avantage de n'être pas en désaccord avec les manifestations cliniques et avec l'étiologie de la maladie.

Avec elle, nous comprenons l'absence des lésions artérielles et capillaires, ainsi que l'absence d'altération sanguine.

Les manifestations locales de l'hémophilie, la production de certaines hémorrhagies spontanées graves dans quelques cas, alors que les hémorrhagies traumatiques chez les mêmes sujets l'étaient beaucoup moins ; les déterminations articulaires, les troubles sensoriels ; la production de l'hémophilie après un traumatisme de la tête (cas de Magnus Huss) ; tout cela paraît concilier avec la théorie nerveuse.

Nous croyons donc que l'hémophilie est une affection qui se manifeste par des troubles circulatoires et articulaires qu'on pourrait jusqu'à un certain point rapprocher des troubles circulatoires de l'hystérie et de ceux qui caractérisent l'asphyxie des extrémités, avec cette différence toutefois que leurs conséquences sont absolument opposées.

Dans l'asphyxie des extrémités il y a une constriction des capillaires déterminant par places et par instant une anémie intense au point de produire le sphacèle si elle dure ; tandis que dans l'hémophilie il y a un état particulier des petits vaisseaux grâce auquel, une cause quelque petite qu'elle soit va produire au point où elle aura agi une congestion et une dilatation vasculaire. L'hystérie, elle, cette affection si contradictoire, nous offre ensemble, et quelquefois chez la même personne, une constriction des petits vaisseaux telle qu'on peut traverser la main de la malade sans avoir une goutte de sang, alors que pendant des semaines elle a eu tous les jours des hématémèses que rien ne peut arrêter.

Après avoir admis la théorie nerveuse, Lepeyre se demande s'il faut admettre une paralysie des vaso-délateurs ou une excitation des vaso-constricteurs avec congestion rétrograde? Il ne fait que poser la question. Les données phyologiques actuelles sont absolument insuffisantes pour la résoudre.

TRAITEMENT

Beaucup. de médicaments ont été employés; aucun n'a donné de résultats absolument certains.

On a conseillé la médication nauséeuse; le sulfate de soude, le sulfate de magnésie à dose purgative pendant deux à trois jours, les sels de plomb, l'acétate de plomb (qui, à la dose de 0,15 centigr. pris à l'intérieur, a permis à Cley d'arrêter une hémorrhagie qui durait depuis 6 jours), l'huile de foie de morue surtout chez les enfants. Le quinquina, la digitale, l'ergotine doivent être employés.

Les ablutions, les bains froids; les bains de mer paraissent avoir une utilité incontestable. L'hydrothérapie a été mise en usage avec un véritable succès dans un cas rapporté par Grandidier.

Lorsqu'une hémorrhagie se produit, il faut faire intervenir les moyens externes.

Réfrigérants. Eau glacée. Eau vinaigrée.

Astringents végétaux : tannin, colophane soit en poudre, soit dissoute dans l'alcool, essence de térébenthine.

Astringents minéraux : alun, perchlorure de fer.

La cautérisation au fer rouge et les caustiques sont des moyens dangereux qui souvent n'arrêtent pas l'hémorrhagie et qui déterminent lors de la chute des eschares des pertes de sang qu'il est parfois impossible d'arrêter.

Quand la plaie repose sur un plan résistant, la compression est extrêmement utile ; encore faut-il la maintenir long-temps et y revenir à plusieurs reprises.

Il est bon de l'associer aux astringents. L'application d'amadou jointe à la compression donne de bons résultats. Dans un cas, la compression de la carotide primitive, a arrêté une hémorrhagie dentaire rebelle.

Après l'avulsion des dents un bon moyen consiste à remplir l'alvéole par un petit tampon de charpie imbibé d'essence de térébentine et roulé dans la colophane. Par dessus on applique des rondelles d'amadou.

Certain auteurs introduisent une boulette de cire dans l'alvéole. Ce procédé donne de mauvais résultats.

Tamponnement des fosses nasales dans les cas d'épistaxis rebelles.

Les serre-fines, les pinces hémostatiques nous paraissent bien indiquées dans certaines hémorrhagies cutanées.

La ligature des artères principales a réussi quelquefois, mais elle a été souvent inutile, plus souvent encore funeste.

Enfin, comme dernière ressource, reste la transfusion. Lane la pratiqua chez un enfant de onze ans, qui avait été opéré pour un strabisme convergent. Des hémorrhagies abondantes et répétées avaient lieu par l'incision de la conjonctive. Le jeune malade, en proie à des mouvements convulsifs, atteint de syncope, de refroidissement général, le pouls insensible, était dans l'état le plus grave. La transfusion fut faite. Après l'opération, l'hémorrhagie cessa, les forces augmentèrent et trois semaines après, l'enfant était guéri.

Roussel, de Genève, prétend avoir eu deux succès sur trois transfusions qu'il a faites chez des hémophiliques ; il affirme même que depuis la transfusion les deux malades n'ont plus eu d'hémorrhagies. Consignons le fait tout en tenant compte des exagérations involontaires auxquelles est nécessairement exposé l'inventeur d'un procédé et surtout d'un instrument opératoire.

Enfin, peut-être, en raison de la localisation de la maladie dans certaines contrées septentrionales, le changement de climat et l'habitation dans le midi pourraient-ils présenter de sérieux avantages ?

CONCLUSIONS

Le travail que nous venons de faire nous conduit aux conclusions suivantes :

L'hémophilie est une affection héréditaire par excellence qui atteint surtout les hommes, mais qui, par exception, peut dans certaines familles ne se manifester que chez les femmes.

C'est une diathèse qui ne se transforme pas. Aussi peut-on la suivre dans certains cas sur cinq ou six générations, et étudier dans toute leur netteté les lois des transmissions héréditaires.

Une génération issue d'hémophiliques peut être indemne, mais n'en transmet pas moins l'hémophilie aux générations suivantes.

Quoique les femmes soient beaucoup plus souvent épargnées que les hommes, c'est surtout par elles que s'effectue la transmission.

Lorsqu'elle n'est pas héréditaire, l'hémophilie est congénitale. Nous ne possédons pas d'exemples probants d'hémophilie acquise.

C'est une affection de l'enfance, de la jeunesse et de l'âge adulte ; elle s'affaiblit et tend à s'éteindre à mesure que le malade prend de l'âge.

Elle est plus commune dans certains pays (Allemagne, États-Unis, etc.), et n'a guère été observée dans les contrées méridionales.

A côté des symptômes déjà décrits : hémorrhagies, épanchements sanguins, ecchymoses, arthropathies, peut-être faut-il ajouter certains troubles sensoriels et une dilatation particulière des capillaires de la face.

Chose remarquable, cette affection qui prédispose aux hémorrhagies au point que le moindre traumatisme peut devenir fatal, cette même affection, par une singulière contradiction, va demeurer inerte en face de certains actes physiologiques où les pertes de sang sont à craindre à l'état normal.

C'est ainsi que nous voyons la menstruation s'établir d'une façon régulière, les accouchements s'effectuer sans accidents, la ménopause n'être pas troublée plus que d'habitude.

L'avortement lui-même, si dangereux d'ordinaire en raison de ses hémorrhagies, ne l'est pas davantage chez les hémophiliques qui cependant avortent facilement.

C'est ce qui résulte des statistiques de Grandidier, et qui ressort nettement des observations que nous avons consultées.

Même immunité en présence des maladies hémorrhagipares.

Les affections pulmonaires (tuberculose) ne s'accompagnent pas nécessairement d'hémoptysies.

La variole ne revêt pas, de par l'hémophilie, la forme hémorrhagique.

La fièvre typhoïde ne s'accompagne pas d'épistaxis, de melœna, etc., même chez les sujets qui, quelques jours auparavant avaient encore de nombreux saignements de nez.

Au point de vue médico-légal, il faut penser à l'hémophilie quand on se trouve en présence d'un individu couvert de larges ecchymoses et qui prétend avoir été roué de coups ; au point de vue chirurgical il faut y penser aussi, avant d'en venir à une intervention opératoire.

L'hémophilie ne peut être rangée dans la grande classe des affections scorbutiques. C'est une maladie à part, vraiment une, quoique la prédominance de l'un ou l'autre de ses symptômes puisse nous la présenter parfois sous des aspects un peu variables.

Elle a une certaine analogie avec les troubles circulatoires de l'hystérie et avec ceux qui caractérisent l'asphyxie des extrémités.

L'anatomie pathologique absolument négative nous permet d'éliminer les hypothèses basées sur une altération sanguine ou sur une lésion vasculaire.

La thérapeutique a peu d'action sur l'hémophilie. Le changement de climat, la résidence dans le Midi, une médication tonique, l'hydrothérapie, nous paraissent les meilleurs moyens prophylactiques des hémorrhagies, contre lesquelles nous avons lorsqu'elles se produisent tout l'arsenal des hémostatiques.

Lorsque le malade a perdu beaucoup de sang et qu'il semble ne pouvoir se relever de son hémorrhagie, la transfusion nous paraît absolument indiquée.

Imprimerie A. DERENNE, Mayenne. — Paris, boulevard Saint-Michel, 52.